正常がわかる 胎児超音波検査

編集

馬場一憲
[埼玉医科大学総合医療センター教授]

市塚清健
[昭和大学横浜市北部病院准教授]

著

馬場一憲
[埼玉医科大学総合医療センター教授]

長谷川潤一
[聖マリアンナ医科大学准教授]

市塚清健
[昭和大学横浜市北部病院准教授]

宮越　敬
[慶應義塾大学専任講師]

松岡　隆
[昭和大学准教授]

山本祐華
[順天堂大学医学部附属静岡病院准教授]

高橋雄一郎
[国立病院機構長良医療センター医長]

加地　剛
[徳島大学病院講師]

和田誠司
[国立成育医療研究センター医長]

（執筆順）

序

　胎児形態異常の出生前診断のための超音波スクリーニング検査に関しては，日本産科婦人科学会編集発行「産婦人科研修の必修知識」の2011年版以降に記載され，「産婦人科診療ガイドライン産科編2014」にも記載されている．しかし，いまだスクリーニング検査を行っていない施設も少なくない．そこで，日本産科婦人科学会の周産期委員会では，2014年度に「超音波による胎児評価に関する小委員会」を立ち上げ，スクリーニング検査を実施していない施設でも実施できるよう簡便な方法として「妊娠18～20週における胎児超音波検査の推奨チェック項目」の提言を行った．

　2015年4月に，これらのスクリーニング検査の具体的方法や対象疾患の超音波像などを中心にまとめた『超音波胎児形態異常スクリーニング―産婦人科医・助産師・臨床検査技師のために―』（以後，前書）が文光堂から出版され，多くの方々に読んでいただいている．

　しかし，胎児超音波検査に慣れていないスクリーニング現場では，明らかに異常が疑われる場合は精密検査のために紹介するという判断が容易にできるが，紹介する必要がある異常なのか正常範囲内なのかの判断に迷うことも少なくないとのご意見が寄せられるようになった．そこで，今回，「産婦人科研修の必修知識2013」に書かれているチェック項目（レベル2）を基に，そのような微妙な所見，あるいは正常なのに異常と間違って判断されてしまうような所見を中心に，スクリーニング現場でのふるい分けの判断に役立つものとして本書を企画した．

　本書は，前書の姉妹書として，お互いの内容を補完するものとなっているが，本書だけを読まれても理解しやすいように，スクリーニング方法（検査者の技量に応じて分類されたレベル1，レベル2，レベル2+α）については，前書のサマリーという形で第1章にまとめた．また，第2章以降には前書で触れられていなかったような異常所見も加えた．さらに，2015年度に日本産科婦人科学会周産期委員会「超音波による胎児評価に関する小委員会」が提言した妊娠初期（10～13週）と妊娠後期（28～31週）のスクリーニング法（レベル1）についても紹介している．

　本書の出版にあたり，文光堂編集企画部の嵩恭子氏，清水俊哉氏には，企画の段階から大変お世話になったが，より良いものにするための修正依頼に対して出版直前ぎりぎりまで真摯に対応いただき，たいへん感謝している．

　本書が，出生前診断がなされないままに分娩に臨み，不幸な転帰をとるような児が一人でも減ることに役立つならば幸いである．

2016年4月吉日

馬場　一憲
市塚　清健

Contents

第1章　胎児形態異常スクリーニング — 1

1. 総論 — 2
- a. スクリーニング検査と精密検査 … 2
- b. スクリーニング検査の時期 … 2
- c. スクリーニング検査でどこまでチェックするか … 2
- d. 胎児形態異常スクリーニング検査におけるレベル分類 … 3
- e. 胎児形態異常スクリーニング検査実施上の留意点 … 4

2.「レベル1」スクリーニング検査法 — 6
- a. 全身 … 6
- b. 頭部 … 6
- c. 胸部 … 7
- d. 腹部 … 8
- e. 背部・殿部 … 9
- f. 四肢 … 11
- g. 羊水 … 11

3.「レベル2」スクリーニング検査法 — 12
- a. 頭部 … 12
- b. 上唇 … 13
- c. 胸部 … 13
- d. 大血管（胸部）… 15
- e. 腹部 … 15
- f. 脊柱・殿部 … 16
- g. 四肢 … 16
- h. 羊水 … 17

4.「レベル2＋α」スクリーニング検査法 — 19

第2章　妊娠初期 — 23

A. 妊娠13週までの正常胎児の正常像 — 24
- a. 妊娠5週で胎児心拍が徐脈にみえた場合 … 24
- b. 妊娠8週前後で胎児の頭に囊胞がみえた場合 … 24
- c. 妊娠10週前後で臍帯の胎児付着部が太くみえた場合 … 25
- d. 妊娠10週前後で頸部が厚くみえた場合 … 25
- e. 妊娠12週以降でBPDが測定できない場合 … 26
- f. 胎児に異常な隆起があるようにみえた場合 … 27

第3章　妊娠中期後期 — 29

A. 全身 — 30
- a. 全身の皮膚が厚くみえる場合 … 30
- b. 後頸部の肥厚がめだつ場合 … 30

B. 頭部　32

■ 代表的な断面の正常像　32

1. 頭蓋内は左右対称で異常像を認めない　32
- a. 左右非対称にみえた場合 … 32
- b. 側脳室が拡大しているようにみえた場合 … 34
- c. 側脳室以外に囊胞（黒くみえる部分）があるようにみえた場合 … 35
- d. 小脳の後ろが異常に広く空いているようにみえた場合 … 35
- e. 頭蓋内に高輝度（真っ白にみえる）部分があるようにみえた場合 … 36

2. 頭蓋に突出する異常像を認めない　36
- a. 頭蓋の外に何かがみえた場合 … 36

C. 顔　37

■ 正常像　37

1. 口唇裂を認めない　38
- a. 口唇裂があるようにみえた場合 … 38

2. その他　38
- a. 目が一つしかないようにみえた場合 … 38
- b. 左右の目の距離が近いとみえた場合 … 38
- c. 眼球内部に何かみえた場合 … 38

D. 胸部　40

■ 正常像　40

1. 心臓の位置と軸は左に寄っている　40
- a. 心臓の位置が正常よりも右に寄っているようにみえた場合 … 40
- b. 心臓の位置が正常よりも左，または正中に寄っているようにみえた場合 … 42

2. 左右心房心室の大きさのバランスがよい　43
- a. 心臓全体が異常に大きいようにみえた場合 … 43
- b. 四腔断面がきれいに描出できない場合 … 43
- c. 心房中隔に欠損部位があるようにみえた場合 … 45
- d. 心室中隔に欠損部位があるようにみえた場合 … 49
- e. 左右心房心室のどれかが異常に大きいようにみえた場合 … 49
- f. 三尖弁，または僧帽弁が動いていないようにみえた場合 … 49
- g. 心臓の周囲に液体が貯留しているようにみえた場合 … 49

3. 胸腔内に異常な像を認めない　49
- a. 胸郭と肺の間に液体が貯留しているようにみえた場合 … 49
- b. 肺の中に囊胞のようなものがみえた場合 … 50
- c. 肺の中に輝度の高い部分がみえた場合 … 50
- d. 3VV断面で両側の肺の間に肺の輝度とは異なる腫瘤様の像がみえた場合 … 51

4. 大動脈と肺動脈がらせん状に走行　51
- a. 大動脈と肺動脈が確認できない場合 … 51
- b. 大動脈と肺動脈が平行に走行しているようにみえた場合 … 55

5. 大動脈と肺動脈の太さがほぼ同じ ·· 55
　　　　a. 肺動脈が太くみえた場合 … 55
　　　　b. 大動脈が太くみえた場合 … 55

E. 腹部 ·· 56

　■ 正常像 ·· 56

　1. 胃胞は左側 ·· 56
　　　　a. 胃胞が左側にみえない場合 … 56
　　　　b. 胃胞が右側にみえた場合 … 56
　　　　c. 胃胞が異常に小さくみえた場合 … 57
　　　　d. 胃胞内にsludge様エコーがみえた場合 … 57

　2. 胃，膀胱，胆嚢以外に囊胞を認めない ·· 57
　　　　a. 胃，膀胱，胆嚢以外に囊胞のようなものがみえた場合 … 57
　　　　b. 胆嚢がみえない場合，胆嚢が異常に大きくみえた場合 … 58
　　　　c. 腸が異常に拡張しているようにみえた場合 … 59
　　　　d. 腎臓にたくさんの囊胞があるようにみえた場合 … 59
　　　　e. 腎盂が拡張しているようにみえた場合 … 59
　　　　f. 腎臓周囲に腫瘤性病変がみえた場合 … 59

　3. 腹壁（臍部）から臓器の脱出を認めない ·· 60
　　　　a. 腹壁から何か飛び出しているようにみえた場合 … 60

　4. その他 ·· 61
　　　　a. 腸の一部が拡張してみえた場合 … 61
　　　　b. 微量の腹水があるようにみえた場合（pseudo ascites）… 62
　　　　c. 肝臓の一部が他の部分より白くみえた場合 … 63

F. 脊柱・殿部 ·· 64

　■ 正常像 ·· 64

　1. 脊髄髄膜瘤 ·· 64

　2. 仙尾部奇形腫 ·· 65

　3. その他の疾患における脊椎の評価 ·· 65

G. 四肢 ·· 70

　■ 概要 ·· 70

　1. 十分な長さの四肢を確認 ·· 70
　　　　a. 2本の腕と2本の足が確認できない場合 … 70
　　　　b. 大腿骨が異常に短いようにみえた場合 … 72
　　　　c. 大腿骨が異常に長く観察された場合 … 74
　　　　d. 大腿骨が曲がっているようにみえた場合 … 74
　　　　e. 手首が異常に曲がっているようにみえた場合 … 75
　　　　f. 5本の指の並びが不自然にみえた場合 … 75
　　　　g. 内反足のようにみえた場合 … 76

H. 外性器 ———————————————————————————————— 77
1. 男児の正常像 ———————————————————————————— 78
2. 女児の正常像 ———————————————————————————— 78
3. 尿道下裂 —————————————————————————————— 79
4. 精査を考慮する所見 ————————————————————————— 79
5. 性別がわかりにくい場合 ——————————————————————— 79

I. 羊水―羊水量の評価― ———————————————————————— 81
1. 羊水過多も過少も認めない ————————————————————— 81
  a. 羊水過多・過少があるようにみえた場合 … 82
  b. 羊水中に異常に浮遊物が多いようにみえた場合 … 82

第4章　胎児計測 ———————————————————————————— 85

A. 妊娠週数の確認・修正のための妊娠初期の正しい胎児計測法 ————————— 86
  a. CRL，BPD が妊娠週数と合っていない場合 … 86
  b. 妊娠中期以降に軽度の胎児発育不全が疑われた場合 … 86

B. 推定児体重算出のための正しい胎児計測法（BPD，FL，AC）———————— 89
  a. 推定体重が標準域から外れた場合 … 89
  b. BPD だけが標準域から外れた場合 … 90
  c. AC だけが標準域から外れた場合 … 92
  d. FL だけが標準域から外れた場合 … 92

索引 ————————————————————————————————————— 93

第1章
胎児形態異常スクリーニング

第1章 胎児形態異常スクリーニング

1. 総論

　超音波診断装置が出現する前は，出生前に胎児の形態異常の有無を知ることができず，出生後に異常に気づかれ，診断されていた．その中には，分娩中に亡くなったり，出生後の診断が遅れたために命を落としたり，重篤な後遺症が残ってしまったりするケースも少なくなかった．しかし，超音波診断装置が出現したことにより，胎児の形態異常を出生前診断することができるようになり，適切な分娩方法を選択したり，適切な新生児治療を準備して（時には胎児治療），出生後速やかに治療を開始したりすることができるようになり，児の救命や重篤な後遺症を回避・軽減することが可能になった．

　今日，計り知れないほどの数の児が，超音波検査による出生前診断の恩恵を受けている一方，重篤な胎児形態異常が出生前診断されずに出生し，不幸な転帰をとる児も決して少なくない．それは，妊婦健診で超音波診断装置を使っていても，胎児を漫然とみているだけでは形態異常に気づかないことがあるためである．形態異常の出生前診断には，系統立てて胎児をチェックして積極的に異常を探すという意識が大切である．

a．スクリーニング検査と精密検査

　胎児超音波検査に精通した医師（日本超音波医学会認定の超音波専門医など）が十分な時間をかけて超音波検査を行えば，多くの形態異常を出生前診断することができると考えられる．しかし，現実には対象とする胎児の数に対して胎児超音波検査に精通した医師の数が圧倒的に少ないため，そのようなやり方は非現実的である．そこで，まず一般の産婦人科医，助産師，超音波検査技師などがスクリーニング検査を行って形態異常のある可能性が高い胎児を抽出し，その抽出された胎児を胎児超音波検査に精通した医師が精密検査を行って診断するという2段階の方法が現実的である．

b．スクリーニング検査の時期

　スクリーニング検査は頻回に行えば行うだけ，胎児形態異常の検出率は上がると考えられるが，検査の手間や時間を考慮すると，ある程度実施回数は絞る必要がある．日本産科婦人科学会が編集・発行している産婦人科研修の必修知識では，主として妊娠10〜11週と，妊娠18〜20週を挙げている[1]．

　妊娠10〜11週では，主として無頭蓋症，人魚体奇形，body stalk anomaly（腹壁破裂のような腹腔内臓器の脱出と強度の側弯を主とする先天性形態異常）のように，重篤で外表的にも大きな形態異常のみがスクリーニング対象となるが，18〜20週では，心臓などの体内の構造も観察できるようになり，かつ，胎児に比べて羊水が十分あるため外表の形状も観察しやすいので，この時期に外表・内臓を含めて胎児全体をチェックすることが勧められる[2,3]．ただし，この時期には発症していない，あるいは形態変化が少なくて検出されない場合もあるため，妊娠20週以降の妊婦健診において胎児計測などを行う際に胎児に形態異常がないかも意識して超音波検査を行うことが重要である．

　産婦人科診療ガイドライン産科編2014では，スクリーニングの至適時期は，妊娠10〜13週，妊娠18〜20週，妊娠28〜31週とする報告が多いとしている[3]．

c．スクリーニング検査でどこまでチェックするか

　スクリーニング検査では，あらかじめ決められたチェック項目についてチェックするが，チェック項目を増やせば増やすだけ，最終的に精密検査で出生前診断される形態異常の種類や数は多くなる．しかし，チェック項目が詳細かつ多すぎると，スクリーニング検査の手間や時間がかかり過ぎて膨大な数の胎児をチェックすることが困難になる．

　表1は，胎児の形態異常を出生前診断と予後

表1　胎児形態異常の分類（文献4より）

1. 医学的に出生前診断の必要性が低い異常
出生後の治療が不必要な軽微な異常や出生後の診断で十分な異常（知らずに分娩に至っても大きな問題がない異常）など，出生前診断の有無が予後に大きな差を生じないような異常
2. 出生前診断で予後の改善が期待できる異常
出生前診断されることによって，適切な分娩施設や分娩方法の選択，適切な新生児治療（疾患によっては胎児治療）の速やかな開始などが可能になり，救命率の向上や後遺症の回避・減少が期待できる疾患
3. 治療法がなく致死的な異常
現在の医学では治療することができず，致死的な異常

の関係から分類したものである[4]．この分類の中で，「1. 医学的に出生前診断の必要性が低い異常」とは，出生前診断されていてもされていなくても予後に大きな差が生じないような異常であり，たとえば，多指症だけの異常，片側の腎欠損，小さな筋性部の心室中隔欠損などがある．多指症は，メッケルグルーバー症候群 Meckel-Gruber syndrome（脳瘤，多指，多発性嚢胞腎を主徴）のように症候群の1症状として出現することもあるが，単独で起こることもある．単独の場合は，出生後に手術が必要になるが，緊急性はなく，出生前診断の有無で対応や予後は変わらない．片側の腎欠損は，残存している腎に問題がなく羊水が十分あれば出生前診断する意義はほとんどない．筋性部の小さな心室中隔欠損は，カラードプラ法を用いてシャント血流をカラーで検出しないとわかりにくいが，出生後の心雑音で初めて異常に気がつかれても予後に影響しない．

したがって，たとえば，両手の指の数をチェックする，左右の腎臓を確認する，カラードプラ法を用いて心室中隔を貫く血流の有無をチェックするといったことを省くと，検査の手間や時間を大幅に節約でき，検査者を含む限られた医療資源でも，多くの胎児をスクリーニング検査の対象とすることが可能になる．そこで，表1の「2. 出生前診断で予後の改善が期待できる異常」と「3. 治療法がなく致死的な異常」に的を絞ってチェックすることが推奨される．もちろん，余力があれば，「1. 医学的に出生前診断の必要性が低い異常」を対象としたチェックを行うことを否定するものではない．

d. 胎児形態異常スクリーニング検査におけるレベル分類

胎児形態異常スクリーニング検査は，独自のチェック項目を決めて実施している施設から，全く行っていない施設までさまざまである．本書では，日本産科婦人科学会が編集・発行している産婦人科研修の必修知識に掲載されている，妊娠18～20週における胎児形態異常スクリーニング法（この方法を「レベル2」と記載する[4]）を中心に取り上げる．この方法は，表1の「2. 出生前診断で予後の改善が期待できる異常」と「3. 治療法がなく致死的な異常」に的を絞り，胎児超音波検査のエキスパートでなくても比較的簡単に短時間で実施できる方法として開発された方法である[5]．

妊娠18～20週の胎児形態異常スクリーニングの方法に関しては，胎児形態異常スクリーニング検査を行っていない施設でも比較的容易に実施できるように「レベル2」よりも項目を絞った方法が，日本産科婦人科学会周産期委員会「超音波による胎児評価に関する小委員会」により提言されている[2]（この方法を「レベル1」と記載する[4]）．

逆に，レベル2では検出が難しいが，出生直後から適切な治療が必要となる総肺静脈還流異常と大動脈離断・縮窄を対象とした項目を追加した方法（「レベル2+α」と記載する[4]）がある．

表2はそれぞれのチェック項目を一覧としてまとめたものであるが，「レベル2」が基となって，基本的に「レベル1」はチェック項目を減らし，「レベル2+α」はチェック項目を増やしている．

これらの検査の方法や異常所見などについては，本書の姉妹書である「超音波胎児形態異常スクリーニング，文光堂，2015」に，レベルごとに詳しく書かれてあるが，本章では，この妊娠18～20週におけるスクリーニング方法のポイントについてレベルごとに概説する．

表2 妊娠18〜20週における胎児形態異常スクリーニングのためのチェック項目

	レベル1	レベル2	レベル2+α
全身	1. 浮腫はないか		
頭部	2. BPD（児頭大横径）は妊娠週数相当か	1. BPD（児頭大横径）は妊娠週数相当か	1. BPD（児頭大横径）は妊娠週数相当か
	3. 頭蓋内は左右対称で異常像を認めないか	2. 頭部横断面で内部は左右対称で異常像を認めないか	2. 頭部横断面で内部は左右対称で異常像を認めないか
	4. 頭蓋外に突出する異常像を認めないか	3. 頭蓋外に突出する異常像を認めないか	3. 頭蓋外に突出する異常像を認めないか
上唇		4. 口唇裂はないか	4. 口唇裂はないか
胸部	5. 心臓の位置はほぼ正中で軸は左に寄っているか	5. 心臓の位置と軸は左に寄っているか	5. 心臓の位置と軸は左に寄っているか
	6. 左右心房心室の4つの腔が確認できるか	6. 左右心房心室の大きさのバランスはよいか	6. 左右心房心室の大きさのバランスはよいか
	7. 胸腔内に異常な像を認めないか	7. 胸腔内に異常な像を認めないか	7. 胸腔内に異常な像を認めないか
大血管など		8. 大動脈と肺動脈がラセン状に走行しているか	8. 大動脈と肺動脈がラセン状に走行しているか
		9. 大動脈と肺動脈の太さは略同じか	9. 大動脈と肺動脈の太さは略同じか
			10. 大動脈を左心室から下行大動脈まで追えるか
			11. 肺静脈が少なくとも1本は左心房に流入しているか
腹部	8. 胃胞が左側にあるか	10. 胃胞が左側にあるか	12. 胃胞が左側にあるか
	9. 胃胞，膀胱，胆嚢以外に囊胞像を認めないか	11. 胃胞，膀胱，胆嚢以外に囊胞を認めないか	13. 胃胞，膀胱，胆嚢以外に囊胞を認めないか
	10. 腹壁（臍部）から臓器の脱出を認めないか	12. 腹壁（臍部）から臓器の脱出を認めないか	14. 腹壁（臍部）から臓器の脱出を認めないか
脊柱・殿部		13. 椎体と棘突起が欠損なく並んでいるか	15. 椎体と棘突起が欠損なく並んでいるか
	11. 異常な隆起を認めないか	14. 背中，殿部に異常な隆起を認めないか	16. 背中，殿部に異常な隆起を認めないか
四肢	12. 十分な長さの四肢が確認できるか	15. 十分な長さの四肢が確認できるか	17. 十分な長さの四肢が確認できるか
羊水	13. 羊水過多も過少も認めないか	16. 羊水過多も過少も認めないか	18. 羊水過多も過少も認めないか

e. 胎児形態異常スクリーニング検査実施上の留意点

① 超音波検査ですべての胎児異常がみつかるものではないことを，あらかじめ妊婦さん（家族）に説明する．

② あまりにも古い超音波診断装置や安価な超音波診断装置では，十分な画質が得られないため，スクリーニング検査といえども避けたほうがよい．

③ 検査中に仰臥位低血圧症候群などで血圧低下や気分不快などを起こすこともあるため，妊婦さんの状態には常に気をつける．

④ 胎児の向きなどによってはチェック項目を確認できない場合もあるが，そのまま放置することなく，必ず再検査を予定する．

⑤ スクリーニング検査では診断まで行う必要はない．正常ではない可能性がある胎児を抽出して精密検査を受けてもらうようにするのが目的である．

⑥ 診断が不確実な時点では，具体的な病名は伝えないほうがよい．具体的な病名を聞くと，妊婦さん（家族）はネット検索し，精密検査前に

不適切な先入観を持ってしまう危険性がある．

(馬場一憲)

【文献】
1) 日本産科婦人科学会編：妊娠中の胎児診断（形態異常のスクリーニング）．産婦人科研修の必修知識 2013, 2013, pp113-117
2) 超音波による胎児評価に関する小委員会報告．日産婦誌 67：1563-1566, 2015
3) 日本産科婦人科学会/日本産婦人科医会編：超音波検査を実施するうえでの留意点は？産婦人科診療ガイドライン産科編 2014, 日本産科婦人科学会, 2014, pp84-88
4) 馬場一憲：胎児形態異常スクリーニング総論．馬場一憲他編：超音波胎児形態異常スクリーニング，文光堂, 2015, pp2-5
5) 馬場一憲：重篤な胎児異常を見逃さないために（妊娠 20 週以前のチェック項目）．埼玉県産婦人科医会会報 36：39-41, 2005

妊娠初期と後期の胎児チェックリスト

日本産科婦人科学会周産期委員会では，2014 年度に妊娠 18〜20 週（妊娠中期）の胎児形態異常スクリーニング検査における推奨チェック項目を提言したのに続き，2015 年度に妊娠初期と妊娠後期についても検討を行い，下記のような提言を行っている[1]．これらもレベルとしては，「レベル 1」に相当する．
1) http://www.jsog.or.jp/news/pdf/201602_iinkaihoukoku.pdf

1. 妊娠 10〜13 週の胎児形態異常スクリーニング検査

推奨チェック項目を表 1 に示す．妊娠初期のスクリーニング検査の時期は，原則として妊娠 10〜13 週としているが，胎児形態異常検出を目的としたものであり，NT (nuchal translucency) 計測などを含む胎児染色体異常検出を目的としたスクリーニング検査ではない．妊娠 10 週以降のため，経腹法でも実施可能である．

これらは，無頭蓋症（無脳症），全前脳胞症，肺無形成，巨大膀胱，四肢欠損，人魚体奇形，無心体，結合双胎などの重篤な形態異常の検出を目的としている．

2. 妊娠 28〜31 週の胎児形態異常スクリーニング検査

妊娠後期のスクリーニング検査の時期は，原則として妊娠 28〜31 週としている．

推奨チェック項目を表 2 に示すが，妊娠 18〜20 週のスクリーニング検査が済んでいることが前提となる．基本的には，妊娠 18〜20 週のチェック項目から，観察しにくくなる隆起性の異常のチェック項目を省略したものとなっており，妊娠中期以降に顕性化するものや，新たに出現する異常の検出を目的としている．

表 1　妊娠 10〜13 週の胎児形態異常スクリーニング検査の推奨チェック項目

(1) 頭部は半球状で不正はないか
(2) 頭部，頸部，胸部，腹部に異常な液体貯留像はないか
(3) 四肢は 4 本みえるか

表 2　妊娠 28〜31 週における胎児形態異常スクリーニング検査の推奨チェック項目

【全身】
(1) 浮腫はないか
【頭部】
(2) BPD（児頭大横径）は妊娠週数相当か
(3) 頭蓋内は左右対称で異常像を認めないか
【胸部】
(4) 心臓の位置はほぼ正中で軸は左に寄っているか
(5) 左右心房心室の 4 つの腔が確認できるか
(6) 胸腔内に異常な像を認めないか
【腹部】
(7) 胃胞が左側にあるか
(8) 胃胞，膀胱，胆嚢以外に嚢胞像を認めないか
【四肢】
(9) FL（大腿骨長）は妊娠週数相当か
【羊水】
(10) 羊水過多や過少は認めないか

第1章 胎児形態異常スクリーニング

2.「レベル1」スクリーニング検査法

表1は，胎児形態異常スクリーニング検査を行っていない施設でも比較的容易にスクリーニング検査を開始できるように，日本産科婦人科学会周産期委員会「超音波による胎児評価に関する小委員会」が提案した「レベル2」よりも項目を絞った方法である[1]．ただし，これだけでは検出できない出生前診断が重要な疾患も少なくないため，この方法に慣れたら「レベル2」や「レベル2＋α」を行うようにすることが望ましい．

まず，児頭と背骨の位置を確認して子宮内で胎児がどちら向きになっているか，胎児の左側が表示画面のどちら側に描出されているかを把握してからスクリーニング検査を開始する（p11のコラム「プローブの持ち方と画面に映る胎児の左右」参照）．

チェック項目は，質問形式になっており，「はい」の場合は陰性，「いいえ」の場合は陽性とする．チェック項目にはないが，正常とは異なると思われる所見があった場合は，そのことを記載して陽性とする．1度の検査で確認ができず，再検査を行っても陰性と確認できない場合は陽性とする．陽性が一つでもあれば，精密検査が可能な医師，または施設に紹介する．

a．全身
1）浮腫はないか

胎児の体全体を詳細にチェックする必要はない．図1，2のように胎児の横断像で頭部，胸部，腹部と胎児全体をざっと見渡して，やや輝度が高い（白くみえる）皮膚の下に輝度の低い部分が厚くみえないか（皮下浮腫），黒く囊胞状にみえる部分がないかをチェックする．

b．頭部
2）BPD（児頭大横径）は妊娠週数相当か

妊娠初期に妊娠週数の確認（修正）を行っているにもかかわらず，BPDが±1.5SDの範囲を逸脱する場合は，陽性とする．妊娠初期に妊娠週数の確認（修正）を行っていない場合は，判定でき

表1 日本産科婦人科学会推奨チェック項目（レベル1）

全身	（1）浮腫はないか
頭部	（2）BPD（児頭大横径）は妊娠週数相当か
	（3）頭蓋内は左右対称で異常像を認めないか
	（4）頭蓋外に突出する異常像を認めないか
胸部	（5）心臓の位置はほぼ正中で軸は左に寄っているか
	（6）左右心房心室の4つの腔が確認できるか
	（7）胸腔内に異常な像を認めないか
腹部	（8）胃胞が左側にあるか
	（9）胃胞，膀胱，胆囊以外に囊胞像を認めないか
	（10）腹壁（臍部）から臓器の脱出を認めないか
背部・殿部	（11）異常な隆起を認めないか
四肢	（12）十分な長さの四肢が確認できるか
羊水	（13）羊水過多や過少は認めないか

＊妊娠18～20週における胎児チェック項目

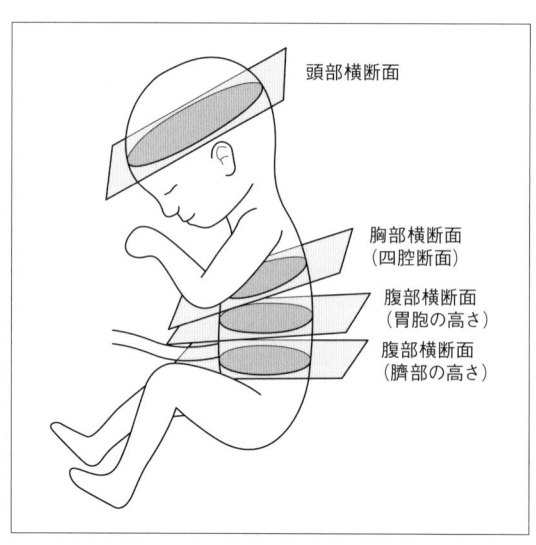

図1 チェックする主な断面

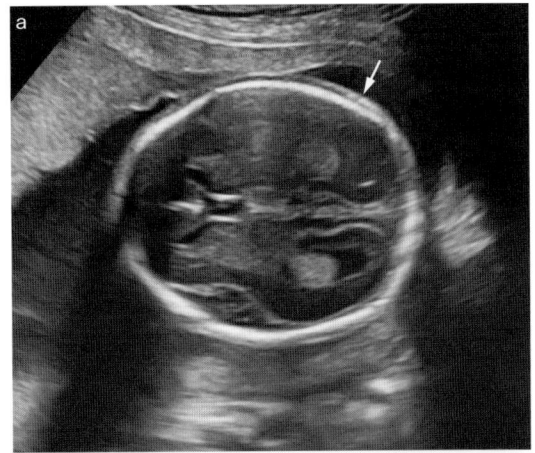

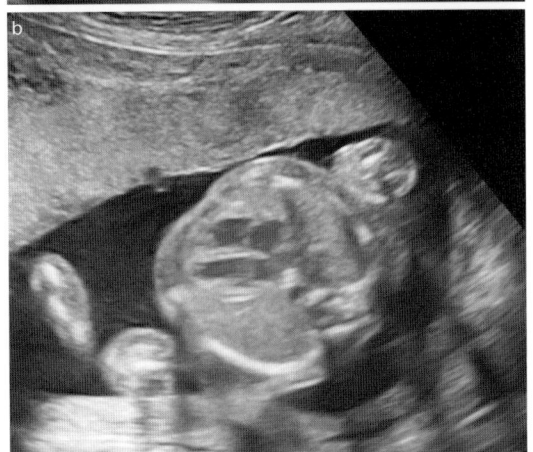

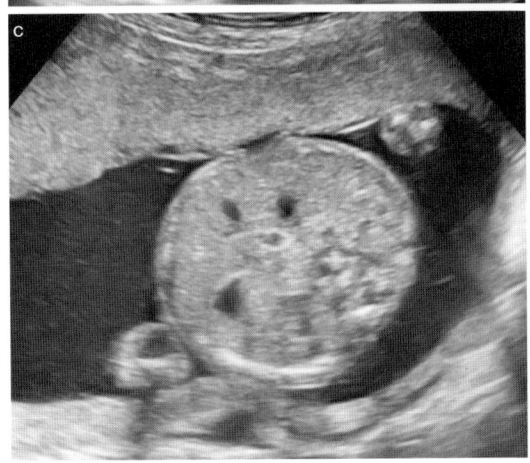

図2　全身浮腫のチェック
頭部 (a), 胸部 (b), 腹部 (c) の横断面をチェックするが, 頭部の皮膚 (矢印) と頭蓋骨の間が厚くなっているかをチェックするのがわかりやすい.

ない.
3) 頭蓋内は左右対称で異常像を認めないか
　頭部横断面を平行移動しながら頭頂から頭蓋底までの頭蓋内を観察して, 正中ラインを中心に頭

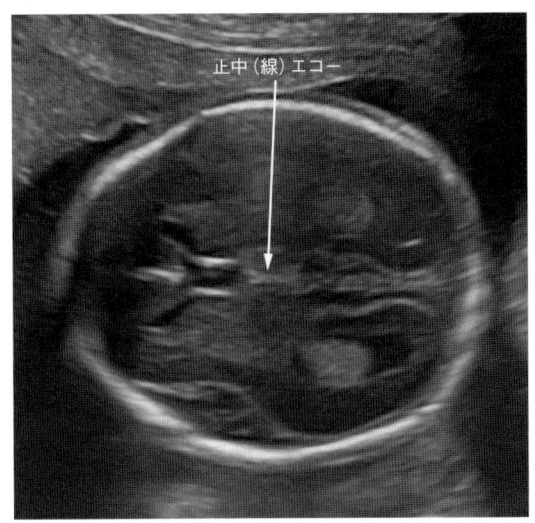

図3　頭部横断面

部が対称であるかを確認する. 通常, 図3のように正中ラインは画面に水平になるように描出するため, 児頭の左右は, 画面上では上下に描出されることになる.
　見慣れない黒くみえる部分 (液体貯留) がないか, 見慣れない輝度が高い部分がないかなど, 異常な像がないかを確認する.
　プローブの当て方が不適切であると, 胎児頭部を斜めに切る断面になり, 正常でも左右非対称にみえたり, 正常な頭蓋内の構造が異常にみえたりして疑陽性となることがある.
4) 頭蓋外に突出する異常像を認めないか
　3) と同じように頭部横断面を上下に平行移動しながら頭頂から頭蓋底までを観察して, 頭蓋の外に何か突出しているものがないかを確認する. 頭部に接した胎児の手や臍帯を頭蓋から突出したものと間違わないように注意する.

c. 胸部
5) 心臓の位置はほぼ正中で軸は左に寄っているか
　正確にいえば, 心臓は正中よりもやや左側にあるが (図4), ざっとみて, ほぼ中央にあることを確認すればよい. 軸, すなわち, 心室中隔の心尖部側が斜め左に向かっているかをチェックする.
6) 左右心房心室の4つの腔が確認できるか
　胸部横断像で観察すると, 心臓はイチゴのような形をしている. その中にある心房中隔, 心室中隔, 三尖弁, 僧帽弁で形作られる十文字によっ

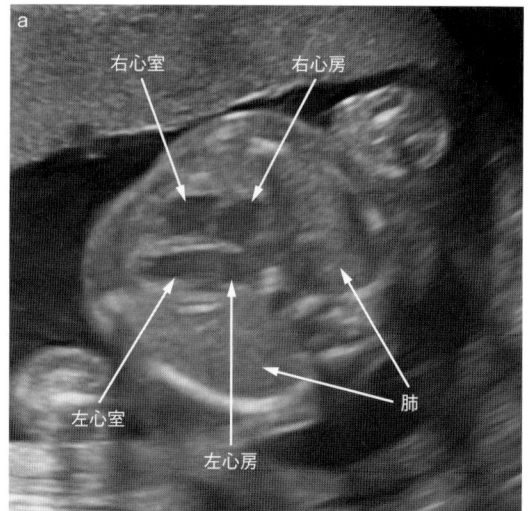

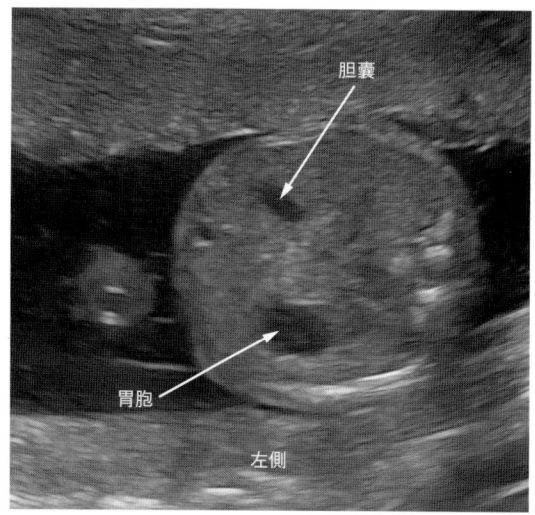

図5 腹部横断面（胃胞がある断面）

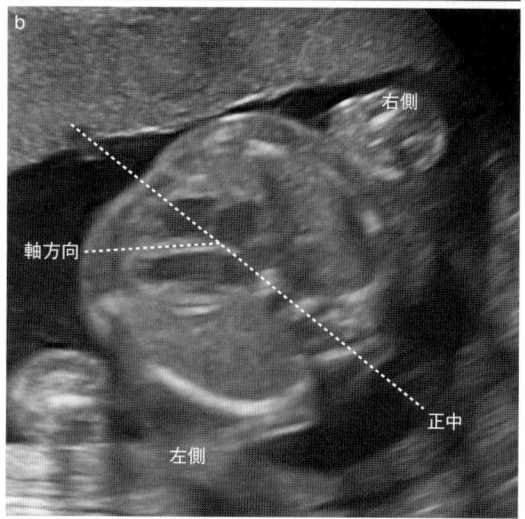

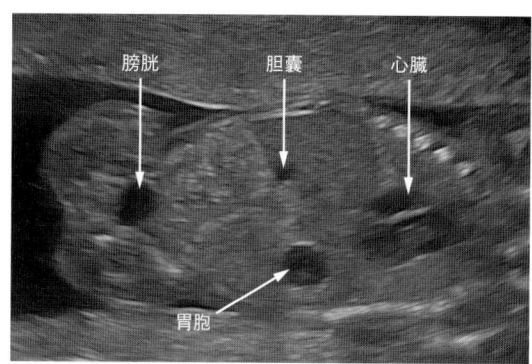

図6 胸腹部の前額断面

図4 四腔断面（胸部横断面）
a：このように左右の心房心室の4つの腔が描出される断面を四腔断面と呼ぶ．b：正中を示す線と心臓の軸（心室中隔の方向）を示す線を示す．

て，左右の心房と心室の4つの腔に分けられている（図4）．この4つの腔が確認できるかをチェックするが，左右の心房心室のいずれかが極端に大きい，あるいは小さい場合も陽性と判断する．

7) 胸腔内に異常な像を認めないか

心臓の左右に肺があるが（図4a），液体が貯留したように黒くみえる部分や正常の肺と比べて輝度の高い（白くみえる）部分がないかをチェックする．

d. 腹部

8) 胃胞が左側にあるか

胎児が飲み込んだ羊水が胃の中に貯まることにより，胃胞として描出される．これが，胎児の左側にあることを確認する（図5）．画面上の胎児の横断面でどちらが左側であるかは，常に意識しながら検査を行う．

胃胞がみえないというのも陽性所見とする．

9) 胃胞，膀胱，胆嚢以外に囊胞像を認めないか

胎児横断像で，胸部直下から殿部までを確認する．または前額断面（図6）や矢状断面で腹部全体を確認する．黒く囊胞のようにみえるのは，胃胞，膀胱，時として胆嚢である．これ以外に囊胞や液体貯留像がみえた場合は陽性とする．

ただし，腎臓の中央の腎盂に尿が貯まって黒くみえることがあるが，少量なら正常である．

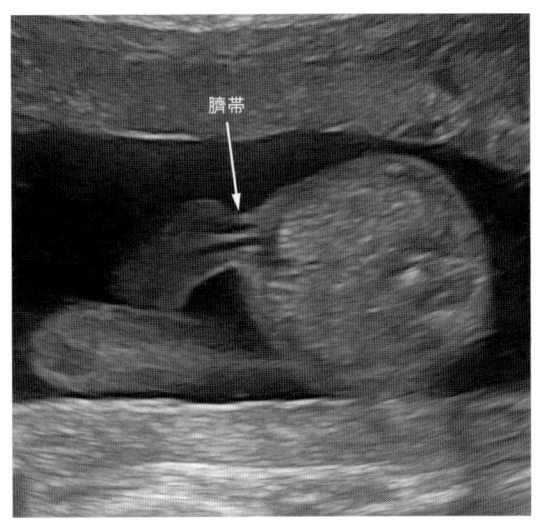

図7 腹部横断面(臍部の断面)

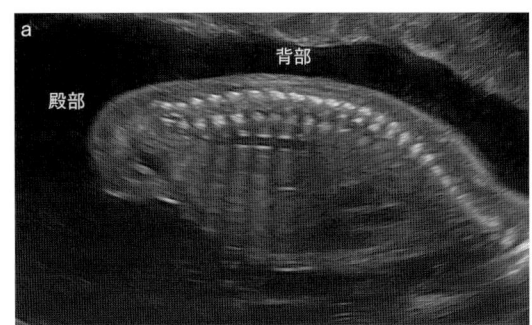

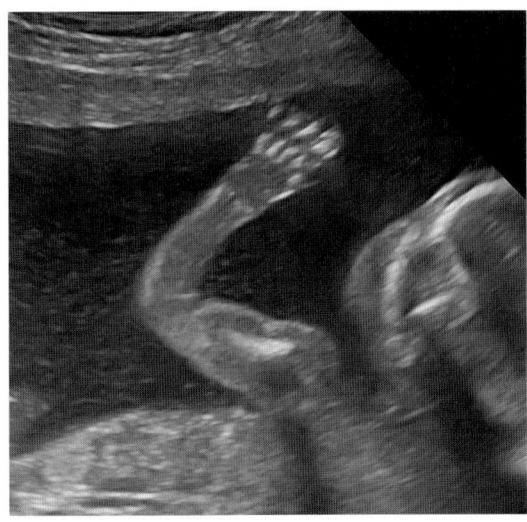

図9 上肢の断面
肩から手まで.

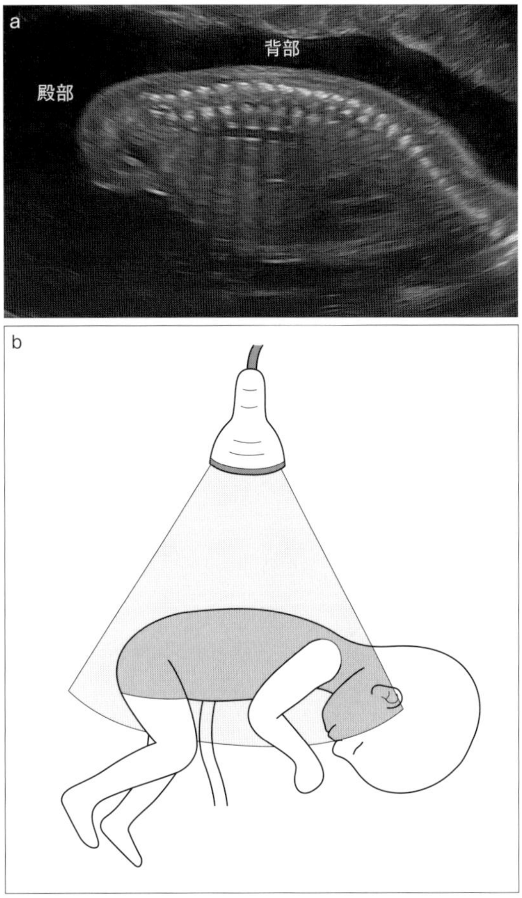

図8 正中矢状断面
bのように背中側からプローブを当てると,aのように背中から殿部までが明瞭に観察できる.

10) 腹壁(臍部)から臓器の脱出を認めないか
　臍の部分(図7)では,臍帯動静脈の3本の血管を含む臍帯だけが出ているが,臍帯の脇から何かが羊水中に出ていないか,臍帯の中に腹腔側から血管以外のものが入り込んでいないかチェックする.

e. 背部・殿部
11) 異常な隆起を認めないか
　正中の矢状断面で,背中側から観察する(図8).背中から殿部までにコブのように隆起したものがないかをチェックする.胎児の向きによっ

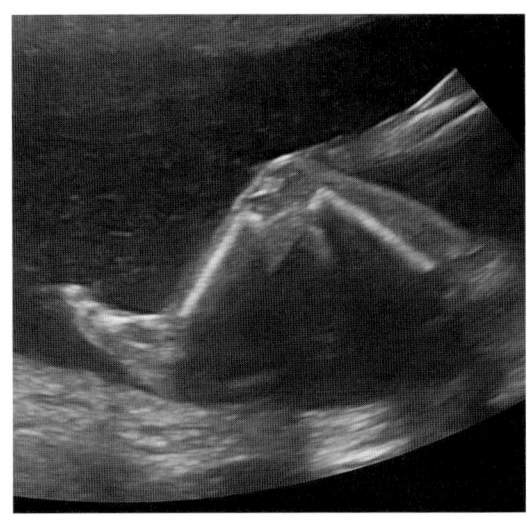

図10 下肢の断面
殿部からつま先まで.大腿と下腿の下半分は,骨による音響陰影により不鮮明だが,下肢は十分の長さがあると判断できる.

2.「レベル1」スクリーニング検査法　　9

胎児チェックリスト（妊娠18～20週）

　　　　年　　月　　日　　妊娠　　週　　日　　検査者　　　　　　　

1. 全身

| ・浮腫はないか ☐ | 再検日 ☐ 月 日 |

2. 頭部

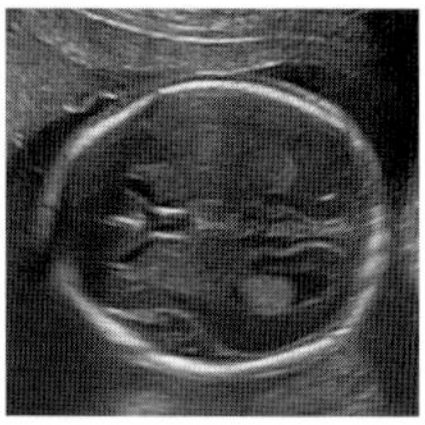

| ・BPD　　　　　　　　　mm（　　　SD）
・頭蓋内は左右対称で異常像を認めない ☐
・頭蓋外に突出する異常像を認めない ☐ | ☐ 月 日
☐ 月 日 |

3. 胸部

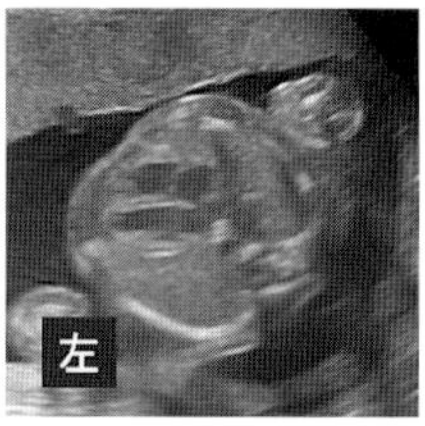

| ・心臓はほぼ正中で軸は左に寄っている ☐
・左右心房心室の4つの腔が確認できる ☐
・胸腔内に異常な像を認めない ☐ | ☐ 月 日
☐ 月 日
☐ 月 日 |

4. 腹部

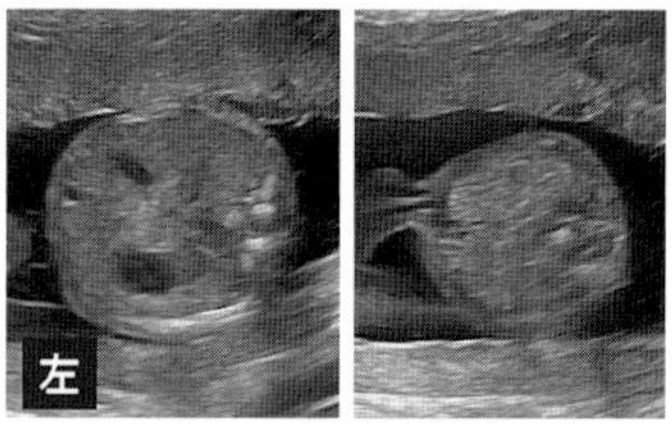

| ・胃胞は，左側にある ☐
・胃，膀胱，胆嚢以外に嚢胞を認めない ☐
・腹壁（臍部）から臓器の脱出を認めない ☐ | ☐ 月 日
☐ 月 日
☐ 月 日 |

5. 脊柱・殿部

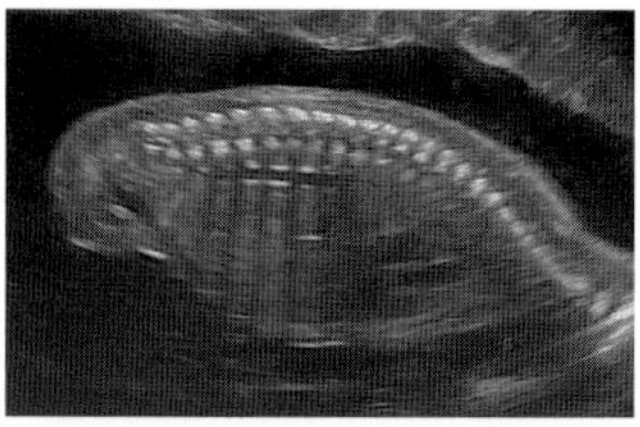

| ・異常な隆起を認めない ☐ | ☐ 月 日 |

6. 四肢

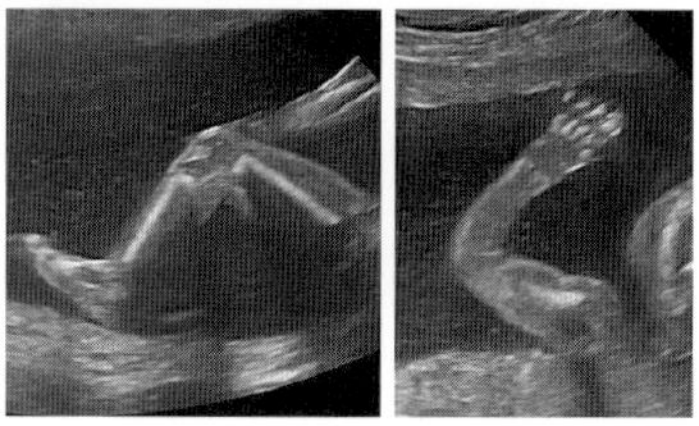

| ・十分な長さの四肢が確認できる ☐ | ☐ 月 日 |

7. 羊水

| ・羊水過多や過少は認めない ☐ | ☐ 月 日 |

8. その他気づいた点

図11　胎児チェックリスト（妊娠18～20週）

て，正中の矢状断面が得られない場合は，首から殿部まで横断像で確認してもよい．

f. 四肢
12) 十分な長さの四肢が確認できるか
大腿骨長や上腕骨長を計測する必要はない．上肢（図9）と下肢（図10）が明らかに短い，あるいは四肢がはっきり確認できない場合を陽性とする．

g. 羊水
13) 羊水過多や過少は認めないか
羊水深度や AFI (amniotic fluid index) を計測する必要はなく，一見して羊水量が異常に多いか，異常に少ないかを判断する．

表1を基にしたチェックリストの例を図11に示す．これらのチェック項目で陽性の場合に疑われる疾患や，それらの疾患の超音波画像に関しては，本書の姉妹誌である「超音波胎児形態異常スクリーニング」[2]を参照．

（馬場一憲）

【文献】
1) 超音波による胎児評価に関する小委員会報告．日産婦誌 67：1563-1566, 2015
2) 馬場一憲他編：超音波胎児形態異常スクリーニング，文光堂，2015

プローブの持ち方と画面に映る胎児の左右

画面に映っている胎児の断面で，どちらが胎児の右か左かを常に意識しながら検査を行うことが大切である．そのためには，表示画面の左側が常にプローブを持つ手の親指側であるようにプローブを持ち（図1左），胎児の頭の位置と背中がどちらを向いているかを調べて胎児が子宮内でどのようにいるかを思い浮かべるとよい（図2a）．

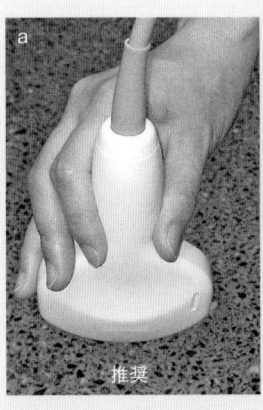
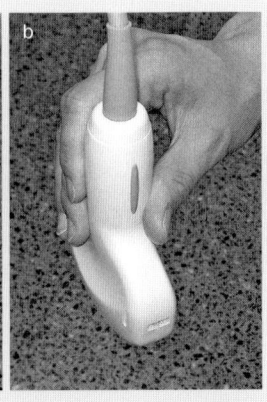

図1　プローブの持ち方
プローブを左図のように持ち，プローブを回転させても常に親指側が表示画面の左側に表示されるように，この持ち方を保つ．

図2　画面に映る胎児の左右（文献2より）
はじめに胎児の頭と背中の位置を確認すると，胎児の体位体向がわかる．
a：人形を使うと実際の胎児の体位体向がイメージしやすい．胎児がこの図のような向きで子宮内にいる場合は，プローブに近い（浅い）ほうが胎児の右，遠い（深い）ほうが胎児の左ということになる．
b：胎児が図aのようにいる場合，図のようにプローブを当てると図cのような胎児の横断像が得られる．
c：胎児が図aのようにいる場合は，胎児の右が画面上側に，胎児の左が画面下側に表示されることになる．プローブの親指側（図bの○印）が画面の左側に表示されるようにプローブを持っていれば，画面左側（○印側）が胎児の前側（図aの○印）ということになる．

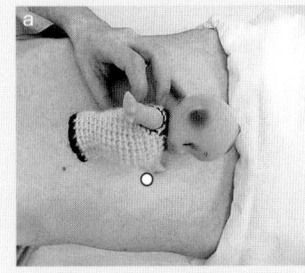
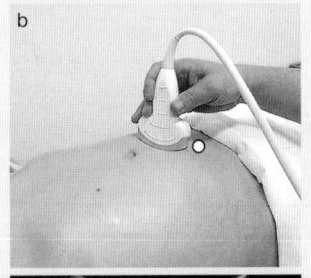
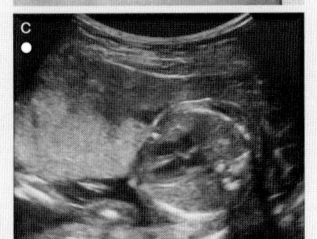

図2

第1章 胎児形態異常スクリーニング

3.「レベル2」スクリーニング検査法

　日本産科婦人科学会編集発行の「産婦人科研修の必修知識2013」に掲載されている妊娠18～20週におけるチェック方法である（表1）[1]．この方法は，総論表1の「2. 出生前診断で予後の改善が期待できる異常」と「3. 治療法がなく致死的な異常」の大半を抽出することを目的としている．ただし，出生前診断が重要な総肺静脈還流異常症と大動脈離断症や大動脈縮窄症は抽出できないため，「レベル2」に習熟したら，この2つの抽出も目指した「レベル2＋α」まで行うことが望ましい．

　チェック項目は，質問形式になっており，「はい」の場合は陰性，「いいえ」の場合は陽性とする．チェック項目にはないが，正常とは異なると思われる所見があった場合は，そのことを記載して陽性とする．一度の検査で確認ができず，再検査を行っても陰性と確認できない場合は陽性とする．陽性が一つでもあれば，精密検査が可能な医師，または施設に紹介する．

　「レベル2」には，「レベル1」にある「浮腫はないか」のチェック項目がないが，スクリーニングを開始する前，胎児の位置や向き，胎盤の位置などを確認する際に，皮膚の下の輝度の低い部分が厚くみえたり（皮下浮腫），黒く囊胞状にみえる部分がみえたりして気がつかれる可能性が高いため，あえて項目には入れていないだけで，当然，「レベル2」でもチェックすることになる．

　後頸部だけが浮腫や囊胞で皮膚が浮き上がってみえる場合は，頸部ヒグローマのような疾患の可能性がある．全身に皮下浮腫がみえる場合は，重篤な頸部ヒグローマや心奇形などに伴う全身浮腫（胸水か腹水もあれば胎児水腫）の可能性がある．パルボB19ウイルス感染（伝染性紅斑，りんご病）や，血液型不適合による胎児重症貧血による胎児水腫の可能性が考えられる場合は，必要な血液検査を行う．

表1　産婦人科研修の必修知識2013のチェック項目（レベル2）

頭部	1. BPD（児頭大横径）は妊娠週数相当か
	2. 頭部横断面で内部は左右対称で異常像を認めないか
	3. 頭蓋外に突出する異常像を認めないか
上唇	4. 口唇裂はないか
胸部	5. 心臓の位置と軸は左に寄っているか
	6. 左右心房心室の大きさのバランスはよいか
	7. 胸腔内に異常な像を認めないか
大血管	8. 大動脈と肺動脈がラセン状に走行しているか
	9. 大動脈と肺動脈の太さは略同じか
腹部	10. 胃胞が左側にあるか
	11. 胃胞，膀胱，胆囊以外に囊胞を認めないか
	12. 腹壁（臍部）から臓器の脱出を認めないか
脊柱・殿部	13. 椎体と棘突起が欠損なく並んでいるか
	14. 背中，殿部に異常な隆起を認めないか
四肢	15. 十分な長さの四肢が確認できるか
羊水	16. 羊水過多も過少も認めないか

妊娠18～20週におけるチェック項目

a. 頭部

1) BPD（児頭大横径）は妊娠週数相当か

　妊娠初期に妊娠週数の確認（修正）を行っているにもかかわらず，BPDが±1.5SDの範囲を逸脱する場合は，陽性とする．妊娠初期に妊娠週数の確認（修正）を行っていない場合は判定できないが，基礎体温，性交日，妊娠初期の超音波画像などを確認することにより正しい妊娠週数を確認（修正）できる場合もある．

　診断に至る可能性のある疾患：小さい場合は，頭部髄膜瘤，髄膜脳瘤，小頭症，頭蓋骨早期癒合症，染色体異常（13トリソミーなど），サイトメガロウイルス感染をはじめとするTORCH症候

群，妊娠早期から発症する重篤な胎児発育不全など．大きい場合は，水頭症などの中枢神経系の異常など病的なこともあるが，頭蓋内の構造異常がなければ，家族的に大きいだけのことが多い．

2) 頭部横断面で内部は左右対称で異常像を認めないか

頭部横断面を上下に平行移動して，頭頂から頭蓋底までの頭蓋内を観察して，正中ラインを中心に頭部が対称であるかを確認する．大脳，側脳室，側脳室内に白くみえる脈絡叢を意識して左右対称性を判断する（図1）．

側脳室以外に見慣れない黒くみえる部分（液体貯留）がないか，側脳室が異常に拡張していないか，見慣れない輝度の高い部分がないかなど，見慣れない像がないかを確認する．

プローブの当て方が不適切であると，胎児頭部を斜めに切る断面になり，正常でも左右非対称にみえたり，側脳室が異常に拡張しているようにみえたりして，疑陽性となることがある．

診断に至る可能性のある疾患：左右非対称の場合は，脳腫瘍，片側の側脳室拡張など．液体部分が異常に多い場合は，全前脳胞症，水無脳症，側脳室拡張，孔脳症，くも膜嚢胞，Galen静脈瘤など．輝度の高い部分がある場合は，脳腫瘍，TORCH症候群など．

3) 頭蓋外に突出する異常像を認めないか

頭部横断面を上下に平行移動して，頭頂から頭蓋底までの頭蓋の外側を観察して，コブのような隆起がないかを確認する．頭部に接した胎児の手や臍帯を頭蓋から突出したものと間違わないように留意する．

診断に至る可能性のある疾患：頭部髄膜瘤，髄

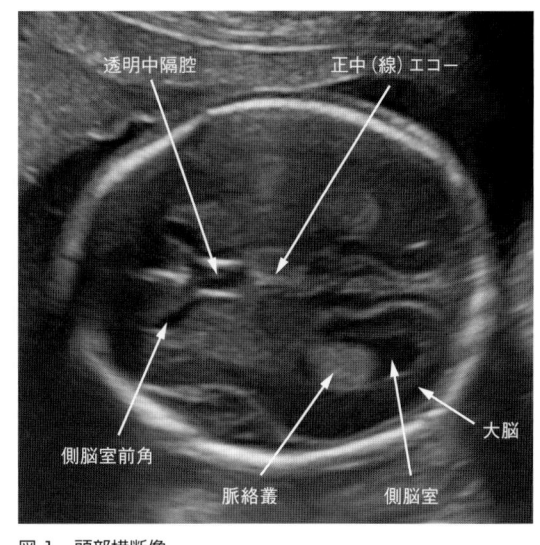

図1　頭部横断像

膜脳瘤など．

b. 上唇

4) 口唇裂はないか

顔の前額断面から図2bのように断面を少し傾けると上唇が描出される（図2a）．上唇に亀裂がないかを確認する．

診断に至る可能性のある疾患：口唇裂，口唇口蓋裂，染色体異常（13トリソミーなど），全前脳胞症など．

c. 胸部

5) 心臓の位置と軸は左に寄っているか

胎児の左側が表示画面のどちら側に表示されているかを意識しながら検査を行う．胸部横断像で

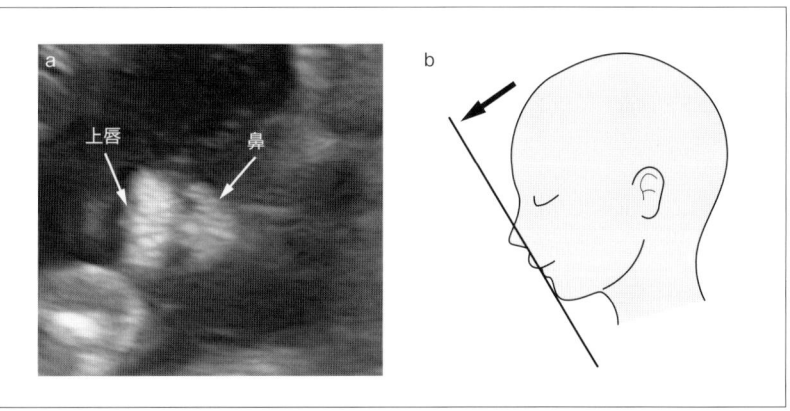

図2　上唇
bのように顔の前額断面から少し傾けた断面で観察すると，aのように上唇を確認できる．

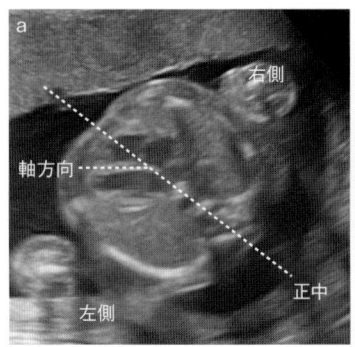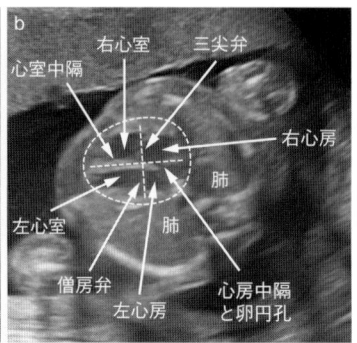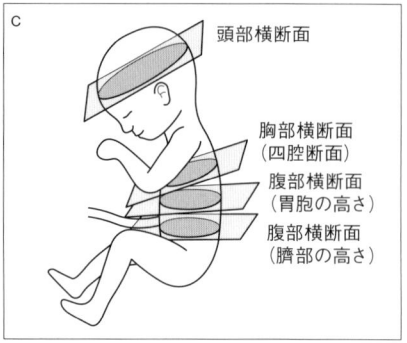

図3 四腔断面
図cのように胸部横断面より背中側を少し頭側に傾けた断面でみると，心臓がイチゴ型に描出され，心臓の位置や軸（a），左右心房心室や胸腔内の肺（b）を確認できる．

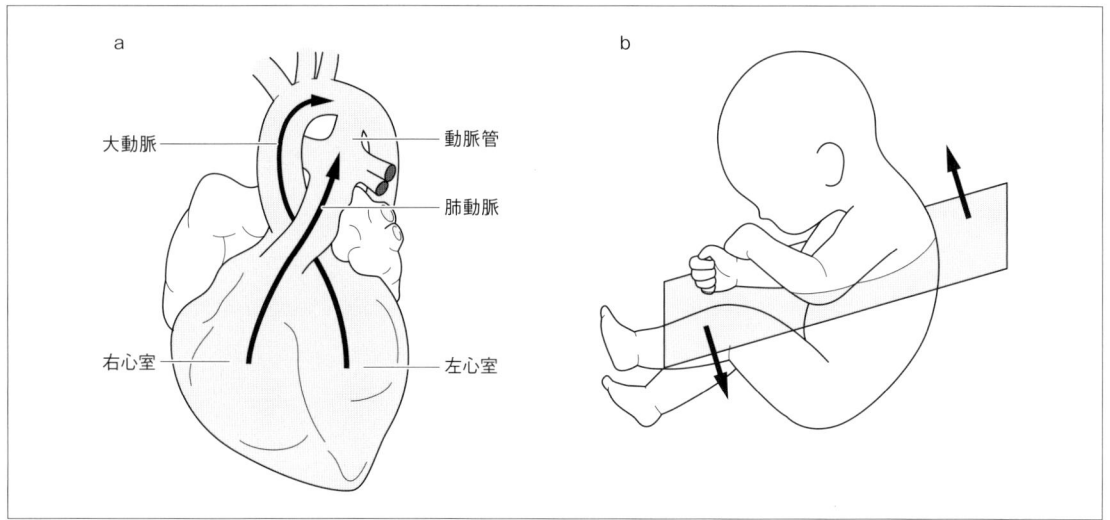

図4 大動脈と肺動脈
a：大動脈と肺動脈はラセンを描くように走行する．b：四腔断面から胎児の背中側を頭側に向けるようにプローブを回転させると，大動脈や肺動脈の走行を確認できる（図5）．

背中側をやや頭側に傾けて（図3c），心臓がイチゴのような形にみえ，心房中隔，心室中隔，三尖弁，僧帽弁からなる十文字でバランスよく4つの腔（左右の心房と心室）が確認できる四腔断面（図3a, b）で観察する．

四腔断面では，心臓は正中よりもやや左側にあるのがふつうである．軸（心房中隔と心室中隔の向かう方向）が左に寄っている，すなわち，心尖部側が斜め左に向かっているかをチェックする（図3a）．

診断に至る可能性のある疾患：右胸心，内臓逆位，内臓錯位症候群（多脾症候群，無脾症候群），先天性横隔膜ヘルニア，先天性嚢胞性腺腫様奇形 congenital cystic adenomatoid malformation （CCAM），肺分画症，先天性心疾患など．

6）左右心房心室の大きさのバランスはよいか

四腔断面で，左右の心房心室のいずれかが極端に大きい，あるいは小さい場合も陽性と判断する．よくみると，左心室に比べ右心室は浅いようにみえるが，これは正常である（図3b）．

断面が四腔断面でなく斜めになっていると，左右心室の大きさに差があるようにみえてしまうことがあるため，注意が必要である．

診断に至る可能性のある疾患：単心房症，単心室症，心房中隔欠損症，心室中隔欠損症，房室中隔欠損症（心内膜床欠損症），左心低形成症候群，右心低形成症候群，三尖弁閉鎖（狭窄）症，三尖弁閉鎖不全症，僧帽弁閉鎖（狭窄）症，僧帽弁閉

鎖不全症，エプスタイン奇形，大動脈弁閉鎖（狭窄）症，肺動脈弁閉鎖（狭窄）症，動脈管早期閉鎖，Fallot 四徴症など．

7）胸腔内に異常な像を認めないか

心臓の左右に肺があるが（図3b），液体が貯留したように黒くみえる部分や正常の肺と比べて輝度の高い（白くみえる）部分がないかをチェックする．

診断に至る可能性のある疾患：胸水，心囊水，先天性横隔膜ヘルニア，先天性囊胞性腺腫様奇形（CCAM），肺分画症など．

d．大血管（胸部）

8）大動脈と肺動脈がラセン状に走行しているか

大動脈は図4aのように左心室から出て心臓の右上方に向かい，その前方を肺動脈が右心室から心臓の左上方に，お互いラセンを描くように走行している．図4bのように，四腔断面から，左心室が画面から外れないように注意しながら，胎児の背中側を頭側に向けるようにプローブを回転させると，左心室から大動脈が出ていく流出路を確認することができる（図5a）．そこから断面を少し前方に平行移動すると右心室から肺動脈が出ていく流出路を確認できる（図5b）．図4aのように，大動脈が左心室から胎児の右頭側方向へ（図5a），その前方を右心室から出た肺動脈が胎児の左頭側方向に走行する（図5b），すなわち，大動脈と肺動脈が前後で交差するようにラセン状に走行していることを確認する．

大動脈と肺動脈の走行や異常をチェックする方法には，四腔断面から断面を平行移動して，three-vessel view や three-vessel trachea view で確認するやり方もある（超音波胎児形態異常スクリーニング[2]参照）

診断に至る可能性のある疾患：大血管転位症，大動脈弁狭窄（閉鎖）症，肺動脈弁狭窄（閉鎖）症，両大血管右室起始症，両大血管左室起始症，Fallot 四徴症など．

9）大動脈と肺動脈の太さは略同じか

よくみると，肺動脈のほうが大動脈よりも若干太くみえることが多いが，太さに極端な差がないかをチェックする（図5a, b）

診断に至る可能性のある疾患：大動脈弁狭窄（閉鎖）症，肺動脈弁狭窄（閉鎖）症，Fallot 四徴症，大動脈離断（縮窄）症など．

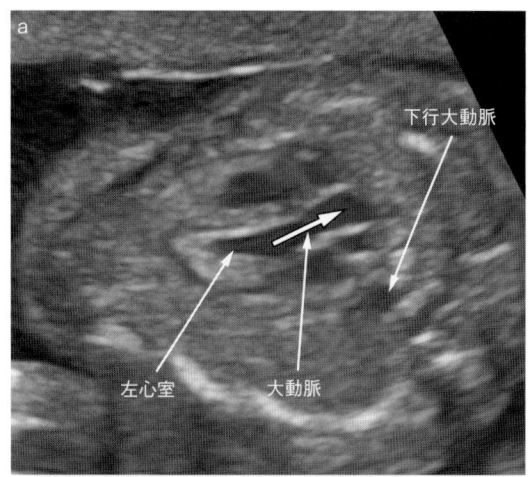
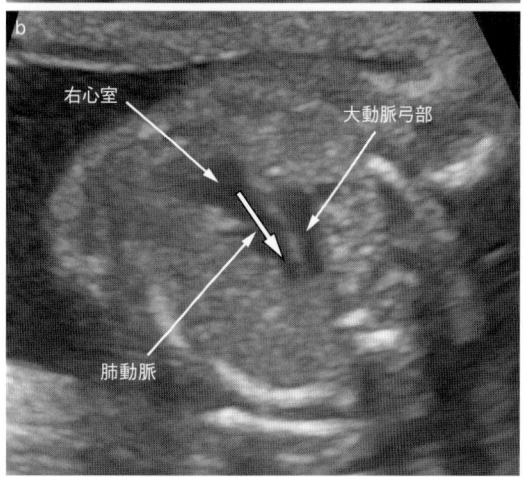

図5　大動脈と肺動脈
図4bのようにプローブを回転させると，aのように大動脈が左心室から出ていく断面が描出され，胎児の前方に少し断面を移動すると図bのように肺動脈が右心室から出ていく断面が描出される．

e．腹部

10）胃胞が左側にあるか

胎児の左側が画面のどちら側に描出されているかを常に意識しながら検査を行っていないと見逃してしまう．胎児の右に胆囊があるが，胃胞と混同しないように留意する（図6）．胃胞の大きさは1日の中でも変化するが，極端に大きいか極端に小さい，あるいは全く確認できない場合も陽性とする．

診断に至る可能性のある疾患：内臓逆位，内臓錯位症候群，食道閉鎖症，十二指腸閉鎖症，先天性横隔膜ヘルニア，食道裂孔ヘルニアなど．

11）胃胞，膀胱，胆囊以外に囊胞を認めないか

胎児横断像で，胸部直下から殿部までを確認す

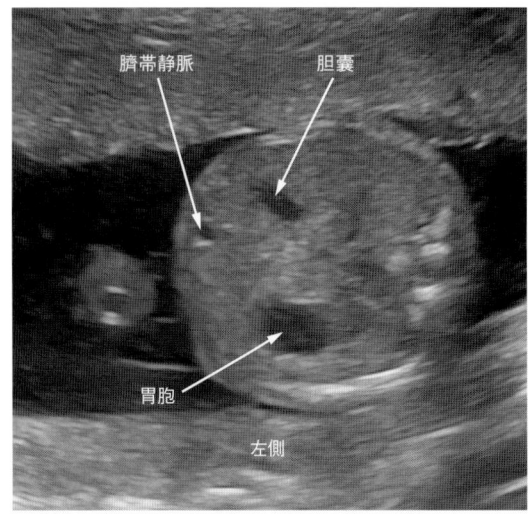

図6　腹部横断面（胃胞の高さ）

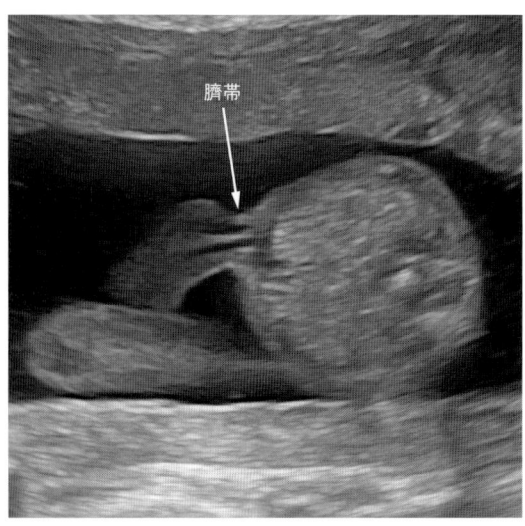

図8　腹部横断面（臍部の高さ）

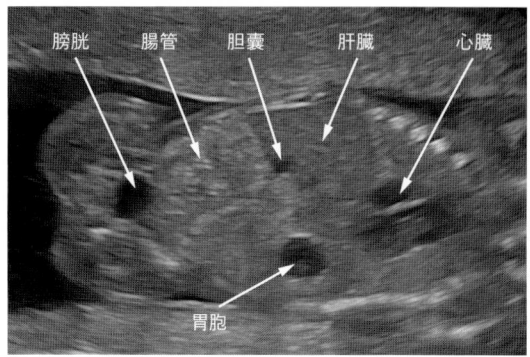

図7　胸腹部前額断面

る．または，前額断面（図7）や矢状断面で腹部全体を確認する．黒く囊胞のようにみえるのは，胃胞，膀胱，胆囊である．これ以外に囊胞や液体貯留像がみえた場合は陽性とする．

ただし，腎臓の中央の腎盂に尿が貯まって黒くみえることがあるが，少量なら正常である．

診断に至る可能性のある疾患：腹水，胎便性腹膜炎，消化管の閉鎖（狭窄），消化管の捻転，腸管重複症，肝囊胞，総胆管囊腫，腹腔内臍帯静脈瘤，腎囊胞，水腎症，水尿管，多囊胞性異形成腎，卵巣囊腫，総排泄腔遺残症など．

12) 腹壁（臍部）から臓器の脱出を認めないか

横断面で腹壁から臍帯が出ていく断面を中心にその上下を確認する（図8）．臍帯の脇や下方から臍帯以外のものが出ていたり，臍帯の中に血管以外のものが入り込んで太くなっていたりしないかをチェックする．

診断に至る可能性のある疾患：腹壁破裂，臍帯ヘルニア，膀胱外反症，総排泄腔外反症，尿管膜囊胞など．

f. 脊柱・殿部

13) 椎体と棘突起が欠損なく並んでいるか

胎児の背中側から正中矢状断面で（図9b），首から尾骨の部分まで，椎体と棘突起が2列に欠損なく並んでいることを確認する（図9a）．胎児の向きによって正中の矢状断面が得られない場合は，時間をあけて再検査する．

診断に至る可能性のある疾患：（潜在性）二分脊椎，髄膜瘤，脊髄髄膜瘤など．

14) 背中，殿部に異常な隆起を認めないか

13) で，胎児の背中側から正中矢状断面を首から尾骨の部分まで確認しつつ，外側にコブのようなものが隆起していないかを確認する．さらに外陰部のほうまで殿部を確認する（図9a）．胎児の向きによって正中の矢状断面が得られない場合は，首から殿部まで横断像で確認してもよい．

診断に至る可能性のある疾患：二分脊椎，髄膜瘤，脊髄髄膜瘤，仙尾部奇形腫など．

g. 四肢

15) 十分な長さの四肢が確認できるか

大腿骨長や上腕骨長を計測する必要はない．図10のように上肢と下肢がみえればよく，明らかに短い，あるいは四肢がはっきり確認できない場合を陽性とする．指の数まではスクリーニングの

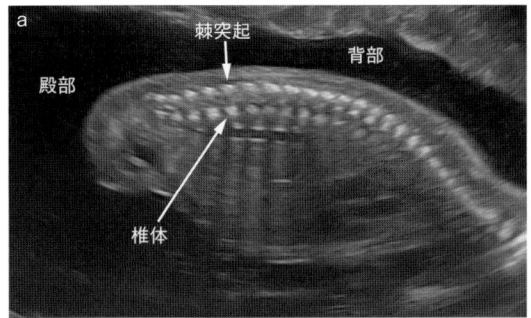

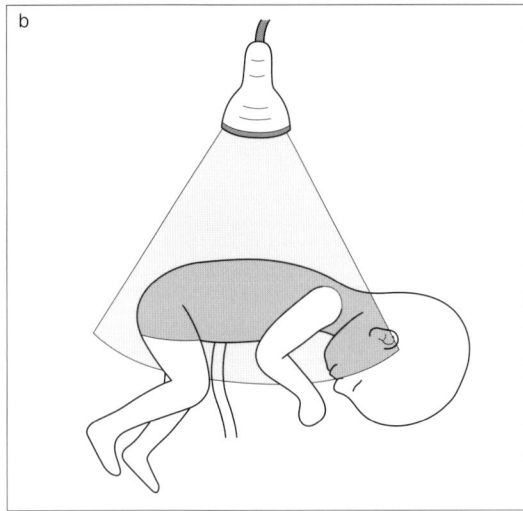

図9 正中矢状断面
bのように背中側からプローブを当てて，図aのように正中矢状断面を描出する．

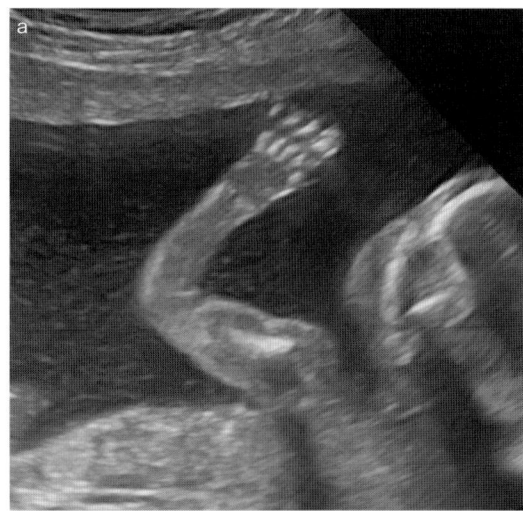

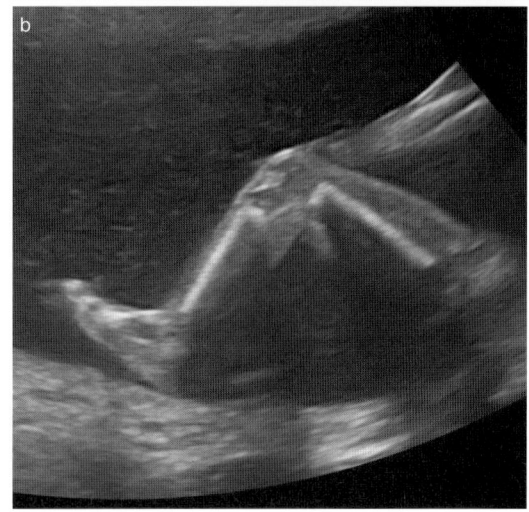

図10 四肢
a：上肢の断面．肩から手まで．b：下肢の断面．殿部からつま先まで．大腿と下腿の下半分は骨による音響陰影により不鮮明だが，下肢は十分の長さがあると判断できる．

対象としない．四肢を確認するときに，18トリソミー児にみられるような手首の異常屈曲がみつかることもある．

　診断に至る可能性のある疾患：タナトフォリック骨異形成症や骨形成不全症などの種々の骨系統疾患，羊膜索症候群など．

h．羊水

16）羊水過多も過少も認めないか

　羊水深度や AFI（amniotic fluid index）を計測する必要はなく，一見して羊水量が異常に多いか，異常に少ないかを判断する．

　診断に至る可能性のある疾患：Potter 症候群（両側腎無形成症，多発性囊胞腎，両側の多囊胞性異形成腎など），下部尿路閉鎖など．

　表1を基にしたチェックリストの例を図11に示す．これらのチェック項目で陽性の場合に疑われる疾患の超音波画像に関しては，本書の姉妹誌である「超音波胎児形態異常スクリーニング」[3]を参照．

【文献】
1) 日本産科婦人科学会編：妊娠中の胎児診断（形態異常のスクリーニング）．産婦人科研修の必修知識 2013, 日本産科婦人科学会, 2013, pp113-117
2) 松岡　隆：［レベル2］チェック項目の正常像とチェックのポイント（胸部），馬場一憲他編：超音波胎児形態異常スクリーニング，文光堂，2015, pp52-54
3) 馬場一憲他編：超音波胎児形態異常スクリーニング，文光堂，2015

胎児チェックリスト（妊娠18〜20週）

　　　　　　年　　　月　　　日　妊娠　　週　　日　検査者＿＿＿＿＿＿＿＿

1. 頭部　　　　　　　　　　　　　　　　　　　　　　　　　　　　　　　再検日

   - BPD　　　　　　　　　　　mm（　　　SD）
   - 頭蓋内は左右対称で異常像を認めない　□　　　　□　　月　　日
   - 頭蓋外に突出する異常像を認めない　　□　　　　□　　月　　日

2. 口唇

   - 口唇裂を認めない　□　　　　□　　月　　日

3. 胸部

   - 心臓の位置と軸は左に寄っている　　□　　　　□　　月　　日
   - 左右心房心室の大きさのバランスよい　□　　　　□　　月　　日
   - 胸腔内に異常な像を認めない　　　　□　　　　□　　月　　日

   - 大動脈と肺動脈がラセン状に走行　　□　　　　□　　月　　日
   - 大動脈と肺動脈の太さ略同じ　　　　□　　　　□　　月　　日

4. 腹部

   - 胃胞は左側　　　　　　　　　　　　　　　□　　　　□　　月　　日
   - 胃，膀胱，胆嚢以外に囊胞を認めない　□　　　　□　　月　　日
   - 腹壁（臍部）から臓器の脱出を認めない　□　　　□　　月　　日

5. 脊柱・殿部

   - 椎体と棘突起が欠損なく並んでいる　　□　　　　□　　月　　日
   - 背中，殿部に異常な隆起を認めない　　□　　　　□　　月　　日

6. 四肢

   - 十分な長さの四肢を確認　□　　　　□　　月　　日

7. 羊水

   - 羊水過多も過少も認めない　□　　　　□　　月　　日

8. その他気づいた点

図11　レベル2チェックリストの例

第1章　胎児形態異常スクリーニング

4.「レベル2＋α」スクリーニング検査法

　表1は,「レベル2」では検出が困難な総肺静脈還流異常症と大動脈離断症（縮窄症）の検出を目的として,「レベル2」のチェック項目に10）と11）の2項目を追加した「レベル2＋α」のチェック項目である．この2項目以外は「レベル2」と重複するため，ここでは追加された2項目についてのみ概説する．

　チェック項目は，質問形式になっており，「はい」の場合は陰性，「いいえ」の場合は陽性とする．チェック項目にはないが，正常とは異なると思われる所見があった場合は，そのことを記載して陽性とする．一度の検査で確認ができず，再検査を行っても陰性と確認できない場合は陽性とする．陽性が一つでもあれば，精密検査が可能な医師，または施設に紹介する．

1）大動脈を左心室から下行大動脈まで追えるか

　図1のように，縦断像で上行大動脈，大動脈弓部，下行大動脈を一つの断面に描出できればわかりやすいが，胎児の向きなどの理由で，この断面を得ることは困難なことが多い．図1の断面を描出するよりは，図2のように断面を移動させながら動的に連続性を確認するほうが簡単である．大動脈が連続していても，極端に細くなっている部分があれば，陽性として精密検査が必要となる．

　診断に至る可能性のある疾患：大動脈離断症，大動脈縮窄症など．

表1　産婦人科研修の必修知識のチェック項目＋α（レベル2＋α）

頭部	1. BPD（児頭大横径）は妊娠週数相当か
	2. 頭部横断面で内部は左右対称で異常像を認めないか
	3. 頭蓋外に突出する異常像を認めないか
上唇	4. 口唇裂はないか
胸部	5. 心臓の位置と軸は左に寄っているか
	6. 左右心房心室の大きさのバランスはよいか
	7. 胸腔内に異常な像を認めないか
大血管など	8. 大動脈と肺動脈がラセン状に走行しているか
	9. 大動脈と肺動脈の太さは略同じか
	10. 大動脈を左心室から下行大動脈まで追えるか
	11. 肺静脈が少なくとも1本は左心房に流入しているか
腹部	12. 胃胞が左側にあるか
	13. 胃胞，膀胱，胆嚢以外に囊胞を認めないか
	14. 腹壁（臍部）から臓器の脱出を認めないか
脊柱・殿部	15. 椎体と棘突起が欠損なく並んでいるか
	16. 背中，殿部に異常な隆起を認めないか
四肢	17. 十分な長さの四肢が確認できるか
羊水	18. 羊水過多も過少も認めないか

妊娠18週～20週におけるチェック項目

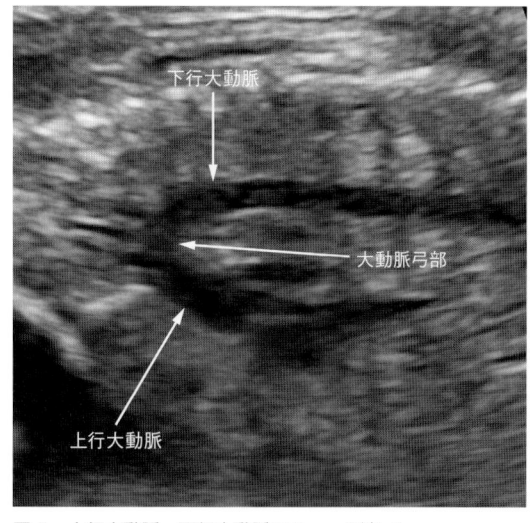

図1　上行大動脈～下行大動脈のチェック法-1
胎児の縦断像で，上行大動脈，大動脈弓部，下行大動脈を描出すると，正常ではこの図のように連続しており，途中で極端に細くなっている部分はない．大動脈弓部からは，腕頭動脈，左総頸動脈，左鎖骨下動脈の3本の分枝が出ている．

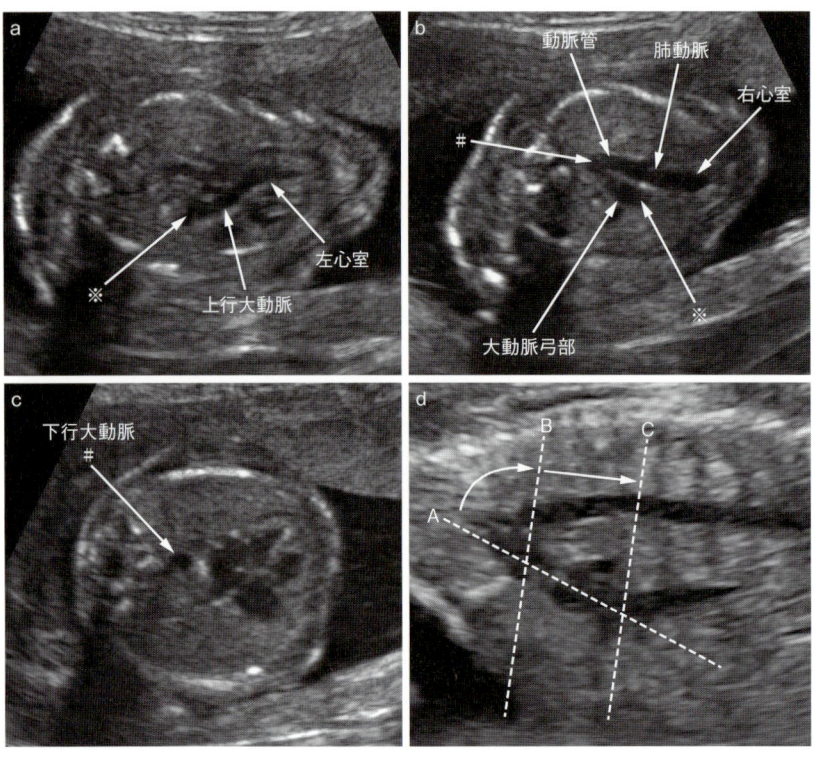

図2　上行大動脈～下行大動脈のチェック法-2
dのように，断面A，断面B，断面Cと断面を移動しながら，上行大動脈，大動脈弓部，下行大動脈と連続していることを動的に観察する．a：レベル2で大動脈が左心室から出て心臓の右頭側に向かうことを確認する断面（dの断面A）．大動脈の※は，bの※につながる．b：大動脈弓部の断面（dの断面B）．大動脈の♯部分で，動脈管と合流する．c：断面をdの断面Cのように尾側に戻しながら，bの♯部分が下行大動脈（♯部分）に連続しているかを動的にチェックする．

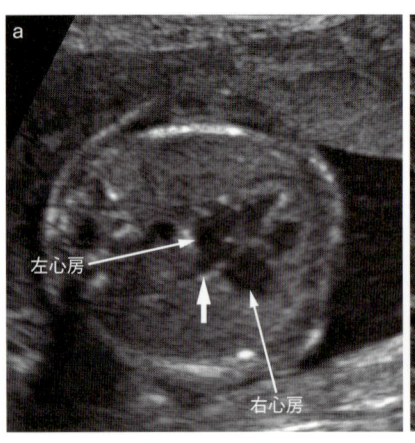
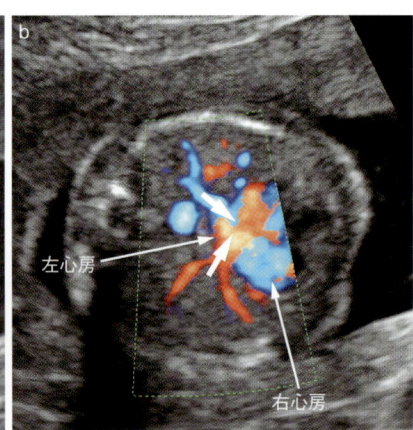

図3　肺静脈
a：四腔断面で，左心房につながる肺静脈の根元の部分（太矢印）が，角のように突出してみえるが，bのように血流をカラー表示して確認したほうがよい．b：この断面では，オレンジ色に表示された2本の右肺静脈の血流が左心房に流入しており，青色に表示された左肺静脈の1本の血流も左心房に流入していることがわかる．4本すべての肺静脈を1断面で捉える必要はない．

2) 肺静脈が少なくとも1本は左心房に流入しているか

　図3aのように，四腔断面において，左心房に流入する肺静脈の根元部分が左心房から角のように突出しているようにみえることがあるが，図3bのように血流をカラー表示して流入する血流を確認したほうがよい．肺静脈は左右2本ずつ，計4本あるが，4本すべてを一つの断面に描出することは困難なことが多く，少なくとも肺から続く血流の1本が左心房に流入していることを確認する．

　診断に至る可能性のある疾患：総肺静脈還流異常症など．

　表1を基にした「レベル2＋α」のチェックリストの例を図4に示す．

胎児チェックリスト（妊娠 18〜20 週）

_____年_____月_____日　妊娠_____週_____日　検査者_____

1. 頭部　　　　　　　　　　　　　　　　　　　　　　　　　　　　　　　　　再検日

   - BPD　　　　　　　　　　mm（　　　SD）
   - 頭蓋内は左右対称で異常像を認めない　□
   - 頭蓋外に突出する異常像を認めない　□

   □　月　日
   □　月　日

2. 口唇

   - 口唇裂を認めない　□

   □　月　日

3. 胸部

   - 心臓の位置と軸は左に寄っている　□
   - 左右心房心室の大きさのバランスよい　□
   - 胸腔内に異常な像を認めない　□

   □　月　日
   □　月　日
   □　月　日

4. 大血管等

   - 大動脈と肺動脈がラセン状に走行　□
   - 大動脈と肺動脈の太さ略同じ　□

   □　月　日
   □　月　日

   - 大動脈を下行大動脈まで追える　□
   - 肺静脈最低1本は左心房に流入している　□

   □　月　日
   □　月　日

5. 腹部

   - 胃胞は左側　□
   - 胃，膀胱，胆嚢以外に囊胞を認めない　□
   - 腹壁（臍部）から臓器の脱出を認めない　□

   □　月　日
   □　月　日
   □　月　日

6. 脊柱・殿部

   - 椎体と棘突起が欠損なく並んでいる　□
   - 背中，殿部に異常な隆起を認めない　□

   □　月　日
   □　月　日

7. 四肢

   - 十分な長さの四肢を確認　□

   □　月　日

8. 羊水

   - 羊水過多も過少も認めない　□

   □　月　日

9. その他気づいた点

図4　レベル2+αのチェックリストの例

第2章
妊娠初期

第2章　妊娠初期

A．妊娠13週までの正常胎児の正常像

妊娠初期の超音波検査では，正常な場所に妊娠しているか，胎児（胎芽）が生存しているか（流産していないか）の確認が中心となる．しかし，昨今の解像度のよくなった超音波機器では，妊娠10週ともなれば，胎児の形態も少しずつ観察可能となり，妊娠週数の決定や発育の評価だけにとどまらず，胎児の形態異常の有無についても大きいものについては可能となってくる．欧米では妊娠11～13週に first trimester morphological assessment として系統立てた超音波スクリーニングが行われている．本項では，妊娠初期の超音波検査において正常かどうか迷う所見について解説する．

a．妊娠5週で胎児心拍が徐脈にみえた場合　正常心拍

胎児心拍を確認できるのは，早ければ妊娠5週の初め，遅くとも6週末には全例に確認できる．正常胎児心拍数の推移を図1に示す．妊娠5週に90～100 bpm で始まり，8～9週までほぼ直線的に増加してピークを示し，妊娠9週以降漸減する[1]．よって，胎児心拍のみえ始める妊娠5週では，心拍数が徐脈（中期以降の正常値の110 bpm よりも緩徐）であっても異常とはいえない．胎児心拍の確認の注意点として，妊娠5～6週では，まだ胎芽が小さく，付近の脱落膜の血管の拍動が胎児心拍動と混同しないようにする．母体の呼吸，検者の手ブレなどにも注意を払う．

b．妊娠8週前後で胎児の頭に嚢胞がみえた場合

神経管の頭側より脳が作られるが，頭尾方向に細長い袋状の脳胞から形成される．頭側の神経孔が閉じて間もなく，頭尾方向，側方に発育・増大しながら，徐々にくびれを作り，単一の袋であった脳胞が，前脳胞，中脳胞，菱脳胞が3つに連なった状態となる．妊娠7～9週には，脳の形成過程で頭蓋内に嚢胞状エコーが描出される（図

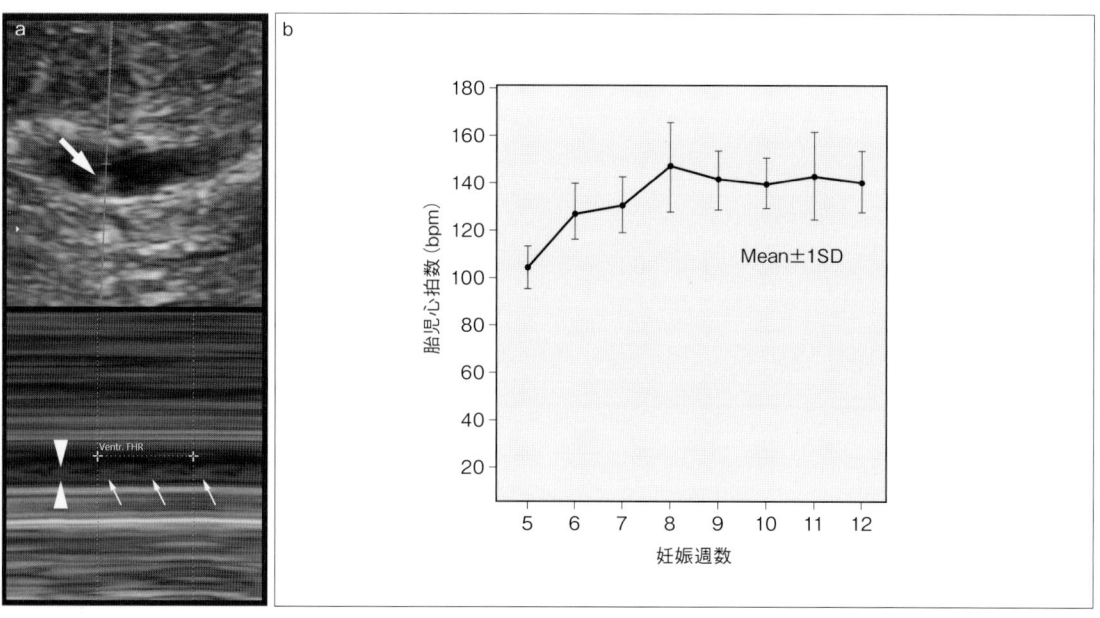

図1　正常胎児心拍数の推移
a：妊娠5週4日の胎児心拍数の測定画面．下のMモード画像で，矢頭で囲まれた部分が胎児部分で，心拍動に伴い縞模様（矢印）が現れる．2拍分の長さを測ると心拍数が表示される．この例では104 bpm．b：妊娠初期の胎児心拍数の推移（文献1より）．

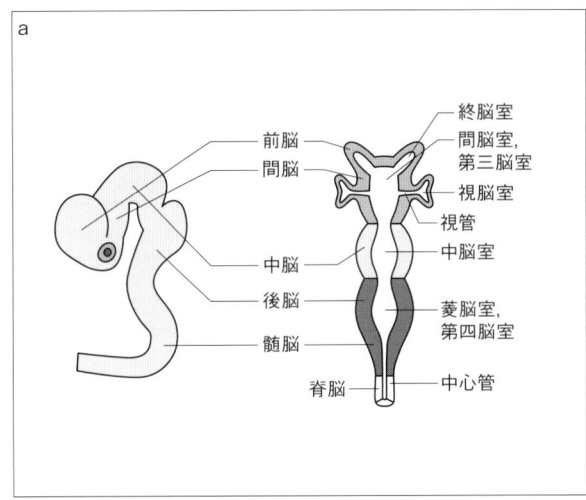
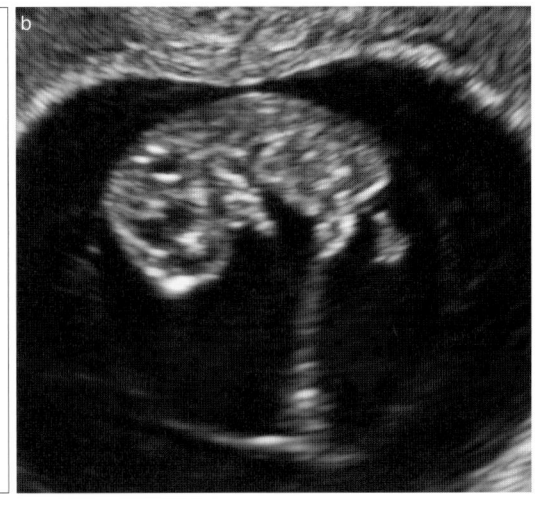

図2 妊娠9週の頭蓋内の囊胞状エコー
正常所見である．

図3 生理的臍帯ヘルニア
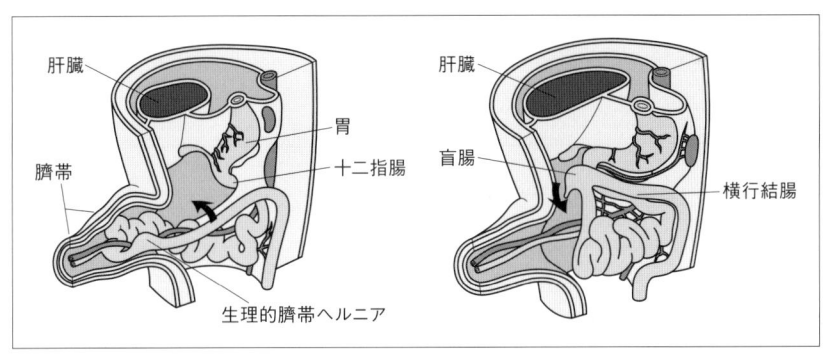

2）．特に，菱脳の形成過程で後頭蓋窩に囊胞状エコーが描出される．これは，先に第四脳室，脳幹，小脳へと分化していく部分で，正常所見である．水頭症などの異常所見ではないので，注意が必要である．

c．妊娠10週前後で臍帯の胎児付着部が太くみえた場合

正常胎児では，妊娠8週初め頃より，胎児の腸管が臍帯の胎児の起始部に入り込む現象があり，生理的臍帯ヘルニアと呼ばれる（図3）．妊娠10週にかけて，超音波検査では生理的臍帯ヘルニアが，隆起や塊のように描出される．胎児側の臍帯付着部が太くみえる場合もそれであり，正常所見と考える（図4）であれば7mm以上に大きくなることはなく，妊娠11週の終わりには腹腔内に還納される．頭殿長が45mmより大きい胎児で生理的臍帯ヘルニアは観察されない[2]ので，それ以上の児で臍帯付着部に所見を認める場合は精査を行う．

d．妊娠10週前後で頸部が厚くみえた場合

妊娠10週前後で，特に矢状断面で，胎児の背側の頸部が肥厚や腫脹しているように感じることがある．しかし，その時期には正常とも異常とも判断できないので，安易な説明は避けて，経過を観察することも重要なことである．

妊娠3ヵ月頃には，胎児のリンパ流の未熟性などから，正常の胎児であっても後頭部の皮下が一次的に肥厚することが知られており，肥厚の有無によらずその場所（胎児の後頸部）を nuchal translucency（NT）と呼ぶ（図5）．正常例では妊娠中期にかけてNTの肥厚は気にならなくなる．異常があってNTが肥厚する場合の原因はさまざまあり，その多くは，疾病との関連を断定することは難しい．妊娠中期以降も増大する場合，胎児

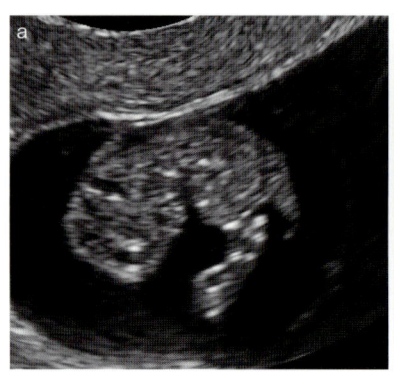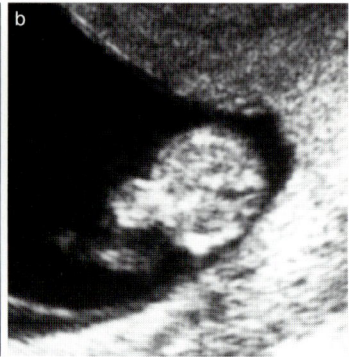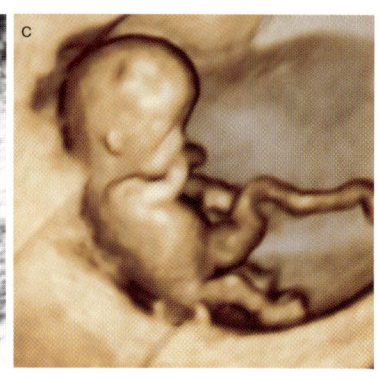

図4 妊娠10週の生理的臍帯ヘルニア
正常所見である（a：矢状断，b：横断面）．3D超音波でみると，臍帯起始部で生理的臍帯ヘルニアとして腸管を含んで太くなった臍帯がわかる（c）．

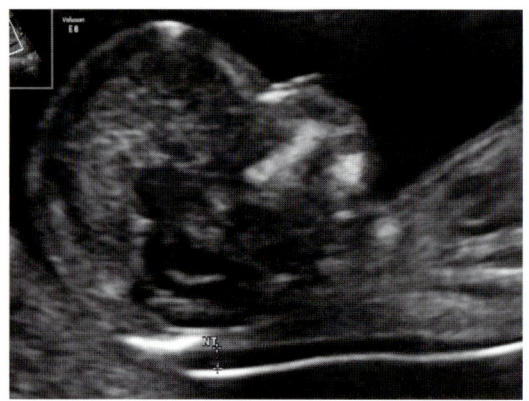

図5 妊娠12週のnuchal translucency（NT）
肥厚の有無，正常や異常によらずNTと呼ぶ．マーカーであるので異常所見とはいわない．

の心疾患，頸部リンパ嚢胞，ウイルス感染などの鑑別疾患が挙げられる．

　一方，妊娠11〜13週にNTが肥厚していて，徐々に目立たなくなった場合でも，そのときの厚みから，ダウン症候群などの染色体異常の可能性を推定するマーカーという考え方がある．児がダウン症を持っているおおよその確率は，NTの厚さが3.5mm未満では0.2%（1/500）であるが，4，5，6mmとなると，20%，30%，50%と増大するという報告がある．しかし，マーカーにすぎないため，必ずしも異常ではなく，健常生児を得る確率は70%，50%，30%ある[3]．このようにNT肥厚例でも正常例は多く，NT肥厚をみつけて，安易に異常を示唆するような説明は避けるべきである．

　さらに，正確な染色体異常に対するリスク推定をするうえでは，NTは胎児の成長とともに増大傾向を示すので，NT測定値だけでなく，同時に正確な頭殿長 crown rump length（CRL）の測定値が必要である．また，測定は，頭頂から外陰部までがきれいに描出された画面で行われなければならず，10以上の条件や確認ポイントがある（詳しくは，超音波胎児形態異常スクリーニングp118参照）．NT肥厚を卵膜と誤診するケースも少なくなく，安易な計測は慎むべきである．

　超音波検査は出生前診断検査の一つである．妊婦個別に出生前診断に対する医療者との齟齬を減ずるために，NTの厚さの測定の可否を含めた，妊娠初期からの意思確認は重要である．

e．妊娠12週以降でBPDが測定できない場合

　妊娠12週頃になれば，児の頭蓋骨もはっきりしてくる．本邦では，通常この頃の胎児の発育評価として，大横径 biparietal diameter（BPD）の誤差が少ないことから，それ以前に妊娠週数が決定されていない場合は，BPDを用いて決定する．しかし，測定が難しい場合や，境界がはっきりしないと感じる場合がある．これらの場合，胎児頭部を全体的に走査して，頭蓋骨に欠損がないか，きれいな半球を呈しているか確認する．半球状を呈していない不整な場合は，無頭蓋症が考えられる（図6）．頭部横断面では，正中にある大脳鎌で左右対称となっているかを確認し，蝶の羽の形をした大きな脈絡叢があるかを確認する[4]．これが認められない場合は，水無脳症や前全脳胞症が疑われる．

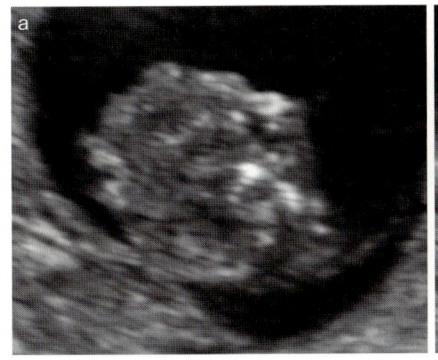

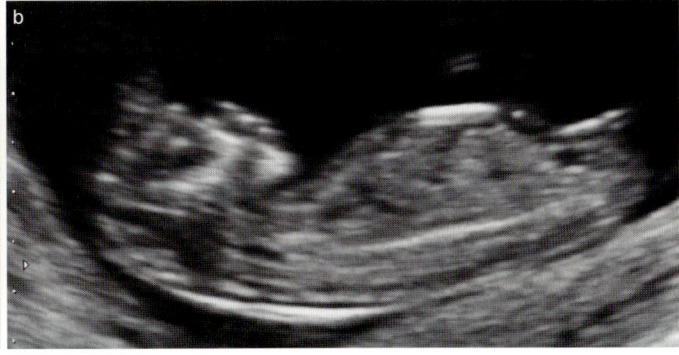

図6 妊娠12週の無頭蓋症
頭蓋骨がはっきり描出されず，不整で半球状でない（a：横断面，b：矢状断）．

図7 妊娠13週の尿膜管遺残
胎児の臍帯付着部位の横断面である．臍帯付着部の腹壁が欠損しており，膀胱（B）と連続する無エコーの嚢胞状エコー（C）を腹壁外に認める（a）．カラードプラ（b）では，膀胱両側よりつながる2本の臍帯動脈を認め，嚢胞の内部にもドプラ信号を認めず，取り囲むように走行している．

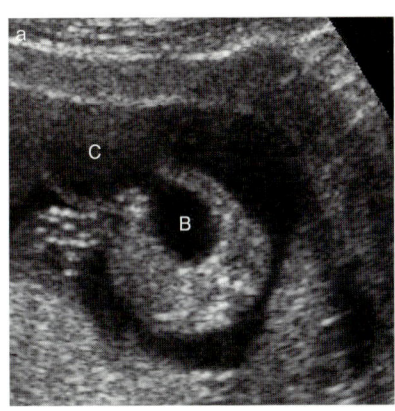

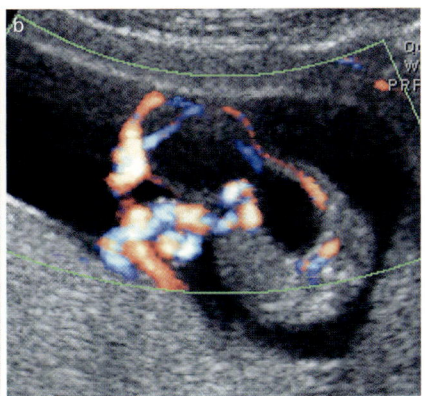

f．胎児に異常な隆起があるようにみえた場合

　胎児に異常な隆起がみられるのは，特に臍帯付着部位周囲で起きることが多い．臍帯起始部から嚢胞状の隆起がみられる場合，臍帯嚢胞や尿膜管遺残（図7）などを疑う．

　また，胎児すべての部分が羊膜腔内に存在するかを確認する．羊膜を突き破って外に出ている場合，body stalk anomaly が疑われる．前述のごとく，胎児側の臍帯付着部には生理的な臍帯ヘルニアを認める時期であるので，妊娠12週までは異常と判断しない．

（長谷川潤一）

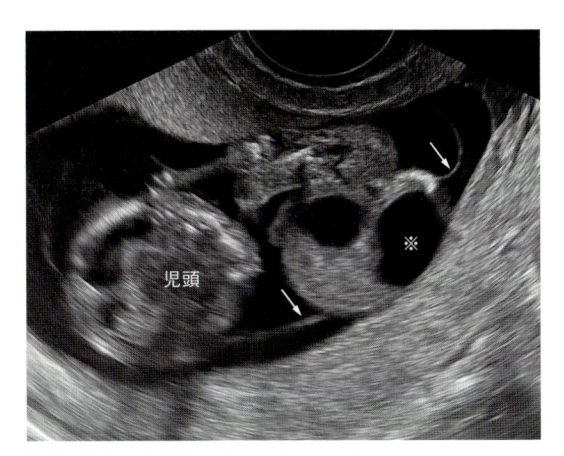

図8 妊娠13週の body stalk anomaly
腹部の一部（※）が羊膜（矢印）の外に出ている．

【文献】

1) Hertzberg BS, et al：First trimester fetal cardiac activity. Sonographic documentation of a progressive early rise in heart rate. J Ultrasound Med 7：573-575, 1988
2) Blaas HG, et al：Early development of the abdominal wall, stomach and heart from 7 to 12 weeks of gestation：a longitudinal ultrasound study. Ultrasound Obstet Gynecol 6：240-249, 1995
3) Souka AP, et al：Increased nuchal translucency with normal karyotype. American journal of obstetrics and gynecology 192：1005-1021, 2005
4) Souka AP, et al：Assessment of fetal anatomy at the 11-14-week ultrasound examination. Ultrasound Obstet Gynecol 24：730-734, 2004

第3章
妊娠中期後期

第3章 妊娠中期後期

A. 全身

a. 全身の皮膚が厚くみえる場合

通常の胎児超音波検査で，胎児の皮膚や皮下脂肪の評価を行うことはない．したがって，皮膚や皮下脂肪が肥厚している場合に，印象として厚いと感じる場合がある．腹部皮下脂肪厚，肩甲骨下皮下脂肪厚，上腕部の皮下脂肪および筋組織量の計測断面を図1に，同正常値および大腿部の皮下脂肪および筋組織量を表1に示す[1]．これらの正常値を参考に胎児皮下組織の評価を行う．

b. 後頸部の肥厚がめだつ場合

一方，妊娠中期の染色体異常リスク評価として用いられる超音波ソフトマーカーの一つとして項部の皮下厚が挙げられる．小脳径の計測断面における項部の厚さが妊娠26週までに6mm以上の場合，increased nuchal fold 所見陽性とし，21トリソミーの尤度比が23.30（95% CI, 14.35〜37.83）との報告がある[2]．図2に21トリソミー症例にみられた後頸部の肥厚の超音波像を示す．同症例の全身超音波像を図3に示す．全身の皮下厚と比較すると，項部の皮下肥厚の増加が目立つ．

糖尿病合併妊娠における胎児では，特に妊娠後期で胎児皮下肥厚が認められる[1]．

（市塚清健）

表1 健康胎児における上腕部，大腿部，肩甲骨下，腹部の皮下脂肪厚および筋組織量の正常値（文献1より）

項目	パーセンタイル	20〜22	23〜25	26〜28	29〜31	32〜34	35〜37	38〜40
MAFM (cm^2)	5th	0.66	0.99	1.43	1.99	2.65	3.40	4.19
	50th	1.00	1.50	2.16	3.00	4.00	5.13	6.32
	95th	1.50	2.26	3.26	4.53	6.04	7.74	9.54
MALM (cm^2)	5th	0.80	0.98	1.20	1.46	1.78	2.18	2.66
	50th	1.23	1.50	1.84	2.24	2.74	3.34	4.08
	95th	1.89	2.31	2.82	3.44	4.20	5.13	6.26
MTFM (cm^2)	5th	0.88	1.53	2.45	3.64	5.02	6.40	7.56
	50th	1.33	2.30	3.70	5.50	7.57	9.66	11.41
	95th	2.00	3.48	5.58	8.30	11.43	14.57	17.22
MTLM (cm^2)	5th	1.27	1.91	2.73	3.67	4.66	5.59	6.34
	50th	1.82	2.75	3.91	5.27	6.69	8.03	9.11
	95th	2.61	3.94	5.62	7.56	9.61	11.54	13.08
SSFM (mm)	5th	1.39	1.61	1.86	2.15	2.49	2.89	3.34
	50th	2.20	2.55	2.95	3.42	3.95	4.58	5.30
	95th	3.49	4.04	4.68	5.41	6.27	7.25	8.40
AFM (mm)	5th	1.39	1.86	2.38	2.90	3.38	3.76	4.00
	50th	2.09	2.80	3.58	4.38	5.10	5.68	6.03
	95th	3.15	4.23	5.41	6.60	7.70	8.57	9.10

MAFM：上腕中央部脂肪織．MALM：上腕中央部筋組織．MTFM：大腿中央部脂肪織．MTLM：大腿中央部筋組織．SSFM：肩甲骨下脂肪織．AFM：腹部脂肪織．

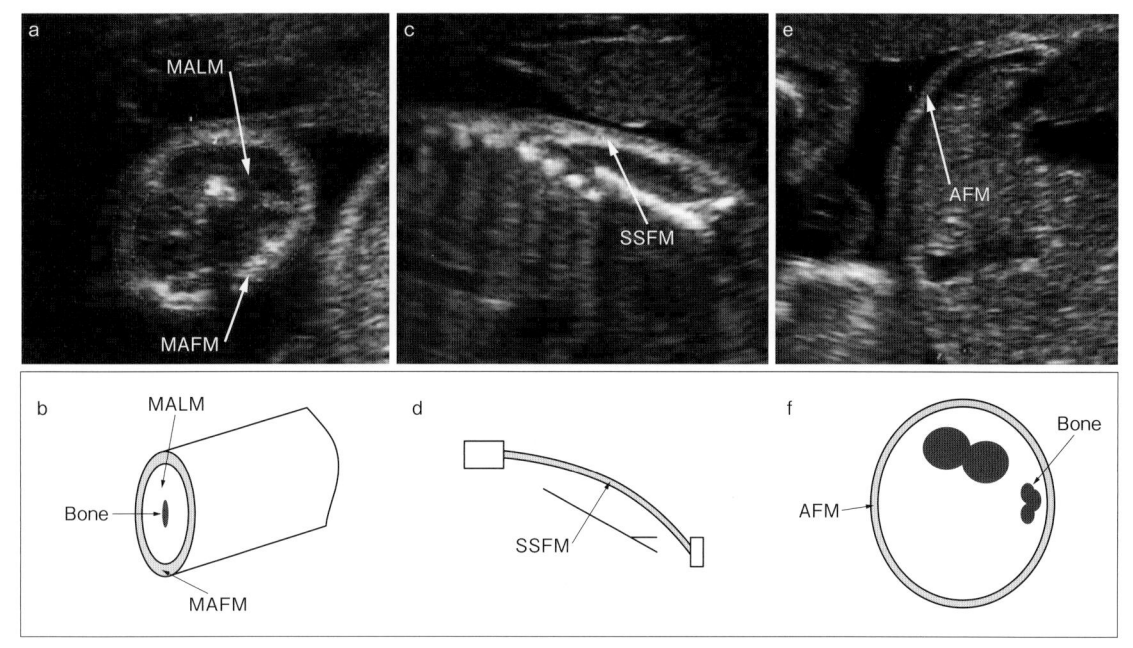

図1 上腕部（a, b），肩甲骨下（c, d），腹部（e, f）の皮下脂肪厚および筋組織量の計測断面超音波像および模式図
MALM：上腕中央部筋組織．MAFM：上腕中央部脂肪織．SSFM：肩甲骨下脂肪織．AFM：腹部脂肪織．

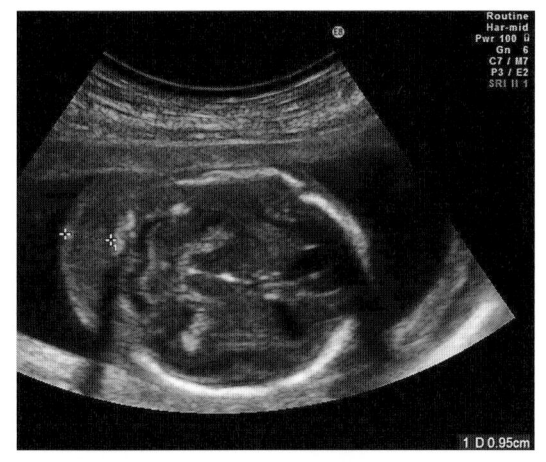

図2 小脳計測断面における胎児項部計測
計測は皮膚表面から頭蓋骨外側までを計測する．本症例は妊娠20週である．項部は9.5mmと著明に肥厚している．

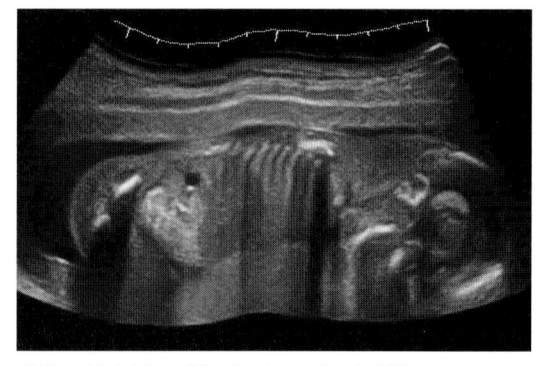

図3 図1と同一症例で21トリソミーの症例
全身の皮下組織の中でも項部の肥厚が特に目立っている．その他，21トリソミーのソフトマーカーである高輝度腸管および軽度腎盂拡張もみられている．

【文献】

1) Larciprete Gl, et al：Fetal subcutaneous tissue thickness（SCTT）in healthy and gestational diabetic pregnancies. Ultrasound Obstet Gynecol 22：591-597, 2003

2) Agathokleous M, et al：Meta-analysis of second-trimester markers for trisomy 21. Ultrasound Obstet Gynecol 41：247-261, 2013

第3章　妊娠中期後期

B. 頭部

■ 代表的な断面の正常像

　妊娠中期後期における胎児頭部の基本観察断面は水平断面像 axial view である．水平断面像では経側脳室断面（図1a），経視床断面（大横径計測断面）（図1b），経小脳断面（図1c）の3断面の正常像を理解することで，多くの中枢神経系の異常の発見につながる．特に基本となる水平断面で確認すべき正常構造を表1に示す[1]．通常の胎児スクリーニングでは観察することが少ない胎児頭部冠状断面 coronal view および矢状断面 sagittal view については胎児脳の正常解剖を理解するうえでは重要となるため，それらの正常像を図2,3に示す．

1 頭蓋内は左右対称で異常像を認めない

a. 左右非対称にみえた場合

　それぞれの観察断面において超音波ビームが正しく胎児頭部に対して水平または垂直に当たっていることを確認する．水平断面において超音波ビームが斜め方向に入射している場合は左右の頭蓋内構造が非対称に描出されてしまうため，注意が必要である．水平断面において正しく超音波ビームが入射しているにもかかわらず左右非対称にみえる場合は，片側に発生の腫瘍性病変（超音波胎児形態異常スクリーニング p61 参照），出血

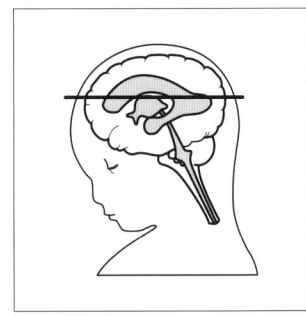

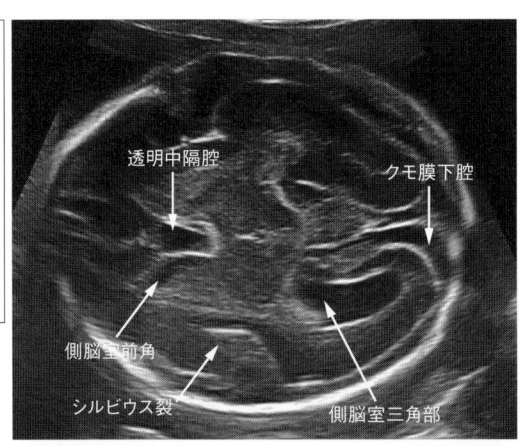

図1a　経側脳室断面
この水平断面において側脳室三角部幅を計測する．前方1/3に透明中隔腔が長方形に描出される．

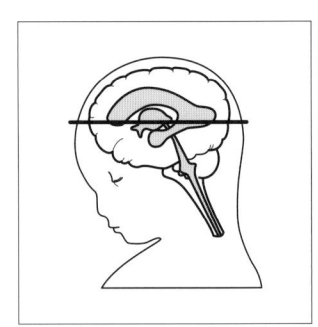

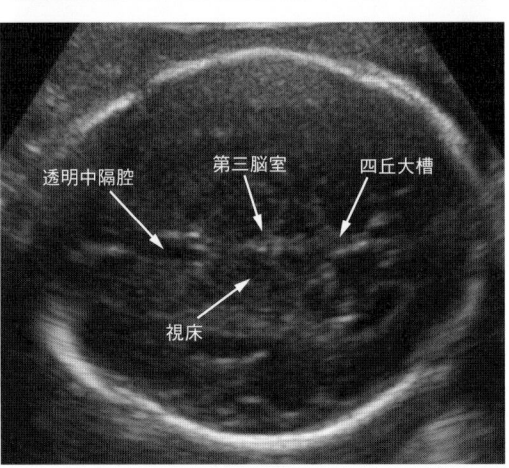

図1b　経視床断面（大横径計測断面）
透明中隔腔，視床，四丘体大槽が含まれる断面である．正中ほぼ中央部にスリット状に第三脳室が描出される．

図1c 経小脳断面
小脳横径，大槽を計測する断面である．小脳半球間に小脳虫部がやや高輝度に描出される．

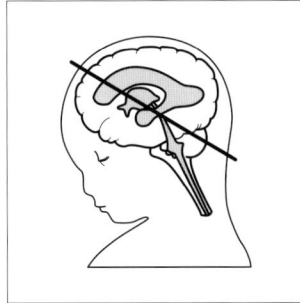

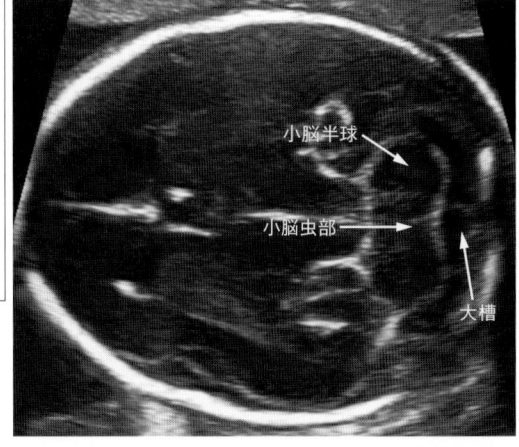

図2 冠状断面
大泉門から超音波ビームが入るように走査する．本断面では透明中隔腔の上方に脳梁が描出される．

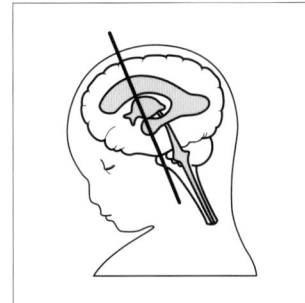

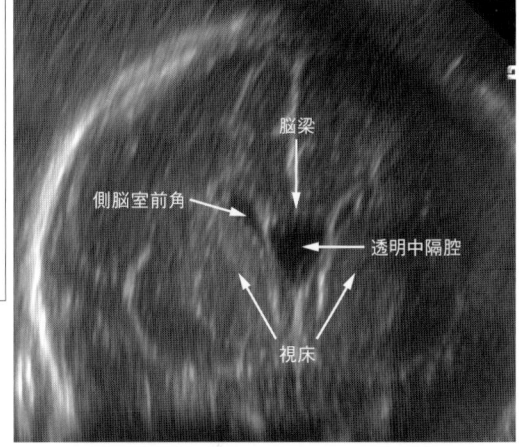

図3 矢状断面
矢状縫合から超音波ビームが入るように走査する．透明中隔腔の上方に脳梁が低輝度に描出される．

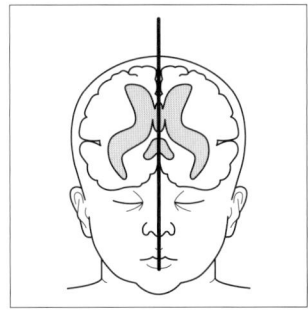

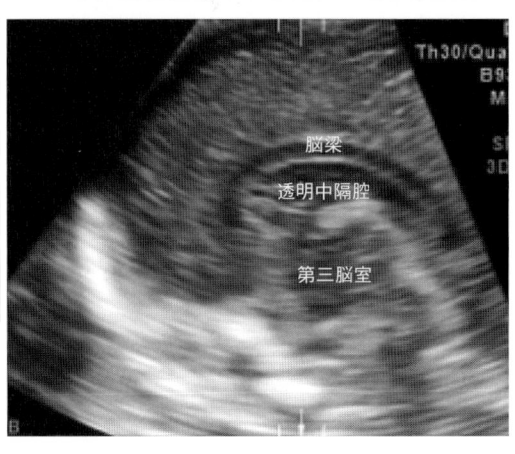

性病変，片側巨脳症などを念頭に診断を進める．ただし，側脳室の三角部幅は左右対称でない場合が比較的多く認められる．左右いずれかの側脳室三角部が 10 mm 以上の場合は側脳室の拡大所見陽性と判断する．また，超音波の性質上，プローブ近位側の頭蓋内は観察しにくくなる．遠位側では頭蓋内構造が比較的良好に描出される．妊娠中

表1 水平断面で確認すべき構造

頭蓋形
側脳室
透明中隔腔
視床
小脳
大槽

（ISUOG ガイドラインより一部改変）

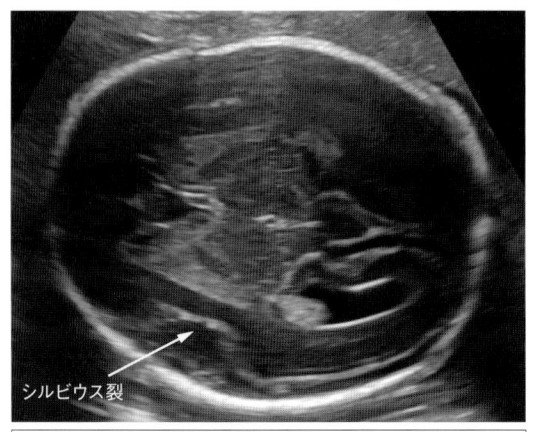

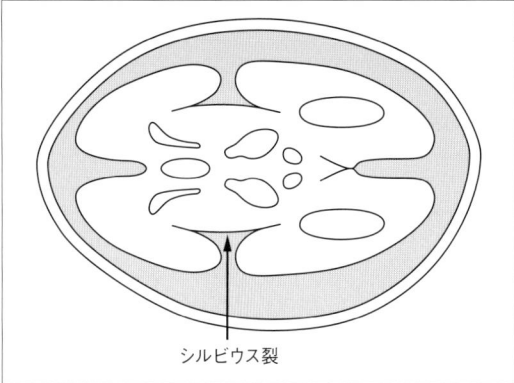

図4　妊娠24週の遠位側シルビウス裂

期ではプローブ遠位側のシルビウス裂は条件によっては非常に明瞭に描出される．一方プローブ近位側のシルビウス裂は描出されないため，一見，左右非対称に認識され，シルビウス裂も普段意識して認識していない場合は異常所見と迷う場合があるので注意する．図4に妊娠24週の遠位側シルビウス裂が明瞭に描出されている正常超音波象を示す．

b. 側脳室が拡大しているようにみえた場合

側脳室幅を経側脳室断面の側脳室三角部幅を計測し，評価する．同部位が10mm以上をもって側脳室拡大所見陽性と判断する．側脳室三角部の計測方法は脈絡叢が描出できる断面で側脳室三角部の長軸に垂直になるように側脳室壁のin-inにキャリパーを置き，計測する（図5）．10～12mmを軽度，12～15mm未満を中等度，15mm以上を高度拡大と3つのカテゴリーに分類する方法[2]や，10～15mm未満を軽度（図6），15mm以上を高度拡大（図7）と2つに分類して側脳室の拡大を定義する方法があるが，最近では後者の分類

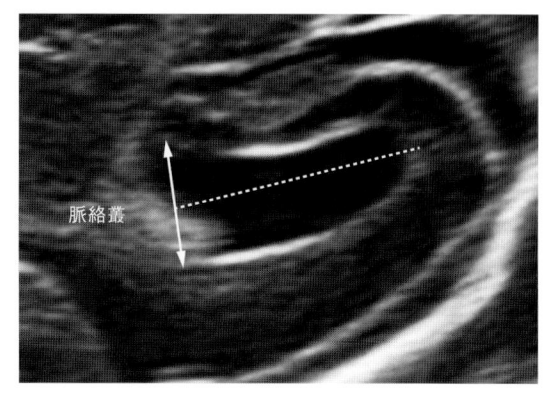

図5　側脳室三角部の計測方法
脈絡叢が描出できる断面で側脳室三角部の長軸（--------）に垂直になるように側脳室壁のin-inにキャリパーを置き（↔），計測する．

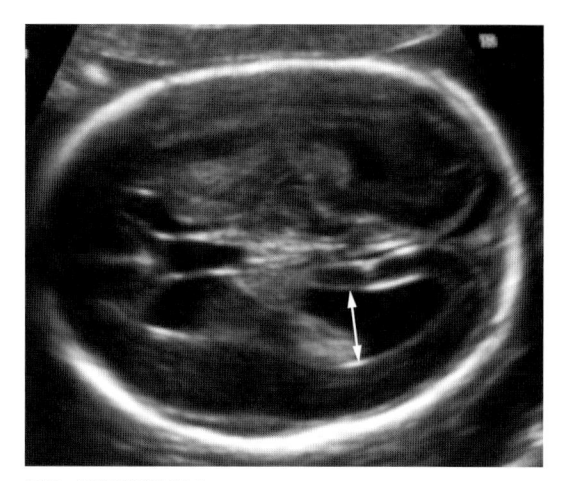

図6　軽度側脳室拡大
側脳室三角部幅（↔）：10～15mm．

に従っていることが多い[3]．側脳室拡大を認めた場合はそれが孤立性（isolated）なのか，他に合併奇形を伴っているのか（associated）の鑑別が重要となる．軽度の側脳室の拡大で，かつ他に合併奇形を認めない場合は神経学的発達の遅延の頻度は約7.9％と，一般の頻度と大差なく比較的予後は良好であり，また出生後に新たに異常が判明する頻度も7.4％程度である[3]．一方，高度側脳室拡大の場合は約60％で，他に合併奇形を伴うことが多いため，詳細な超音波検査が必要となる[4]．大きな脈絡叢嚢胞の場合は脈絡叢実質が菲薄化し，側脳室内を占拠することがある．嚢胞自体が拡大した側脳室と認識されることもあるため，その鑑別に注意を要する（図8）．

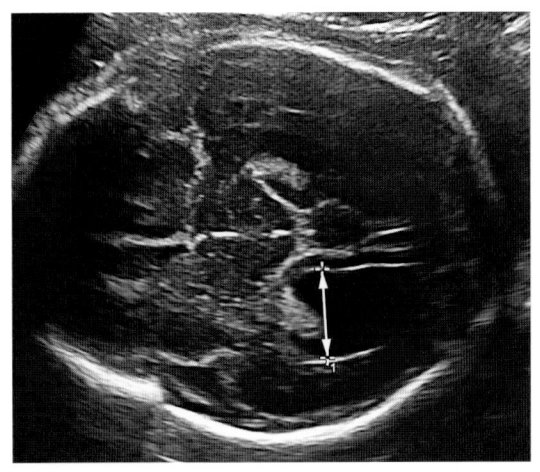

図7 高度側脳室拡大
側脳室三角部幅（↔）：15mm＜．

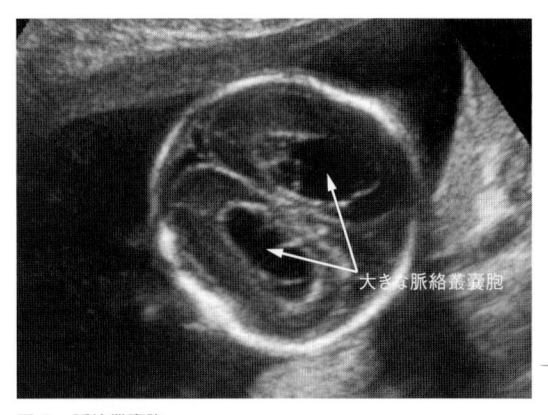

図8 脈絡叢嚢胞
嚢胞が大きく実質が圧排菲薄化，側脳室内を占拠しており，側脳室の拡大所見にみえる．

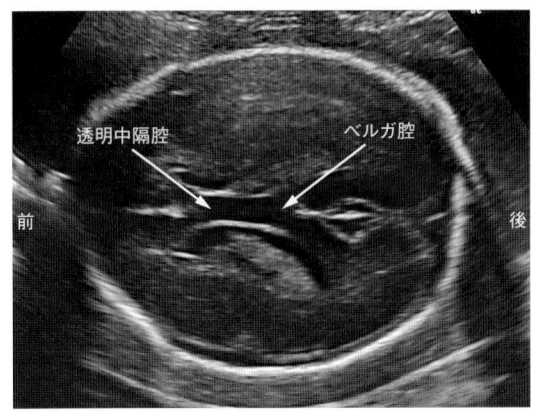

図9 透明中隔腔とベルガ腔

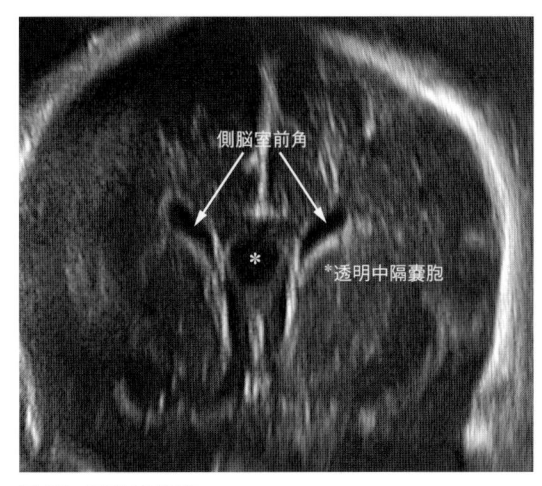

図10 透明中隔嚢胞

c. 側脳室以外に嚢胞（黒くみえる部分）があるようにみえた場合

　正常頭蓋内に存在する側脳室以外の無エコー領域としては，透明中隔腔，ベルガ腔などの胎児特有の正常余剰腔が挙げられる．側脳室計測断面（図1a）や大横径計測断面（図1b）において頭蓋前方1/3の部位に長方形に描出される透明中隔腔は見慣れていることが多く，異常所見と認識されることは少ない．しかしながら，透明中隔腔および透明中隔腔の後頭側に連続して存在するベルガ腔は矢状断面で弓状構造の脳梁の直下に存在するため，側脳室計測断面より頭頂部位では正中に無エコー領域として描出されるため異常所見と誤認されることがある．図9に正常透明中隔腔およびベルガ腔を示す．正常では両者の幅は10mmを超えることはない．10mm以上では透明中隔嚢胞の存在などを鑑別に入れる．冠状断面における透明中隔嚢胞を図10に示す．

d. 小脳の後ろが異常に広く空いているようにみえた場合

　小脳の後方は大槽と呼ばれるクモ膜下腔の中で最大な腔である．大槽は小脳虫部背側から後頭頭蓋内側までを計測する．10mm未満が正常である．10mm以上の場合は大槽拡大として扱う．大槽拡大の原因としては，① 小脳虫部の低形成や欠損によるもの（超音波胎児形態異常スクリーニング p73参照），② Blake pouch cyst（超音波胎児形態異常スクリーニング p93参照）やDandy-Walker奇形（超音波胎児形態異常スクリーニング p72参照）など大槽内の占拠性病変による拡大，③ 正常バリアントとして単に頭蓋が前後に

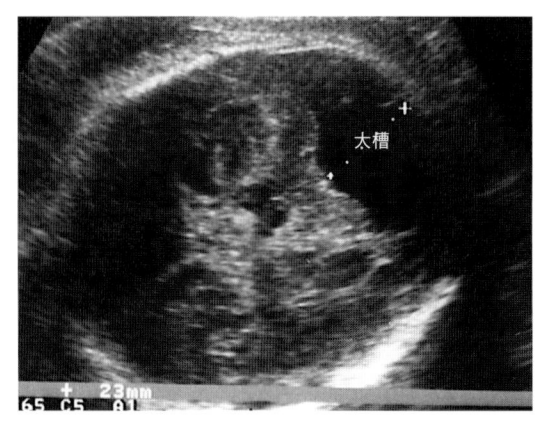

図11 巨大大槽

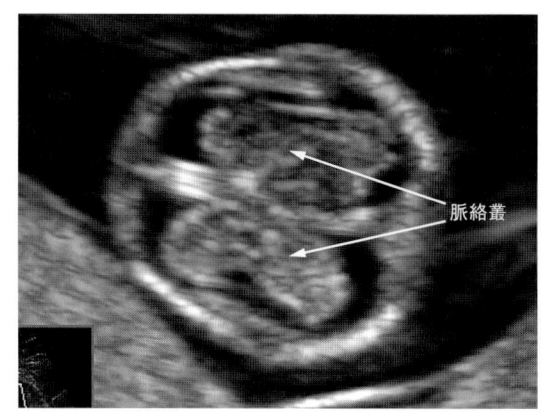

図12 妊娠12週の脈絡叢

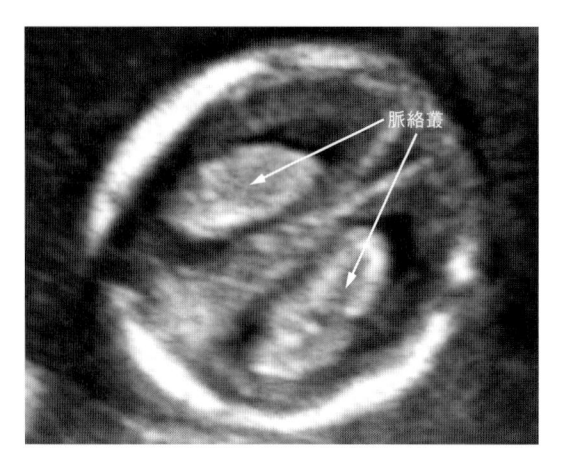

図13 妊娠16週の脈絡叢

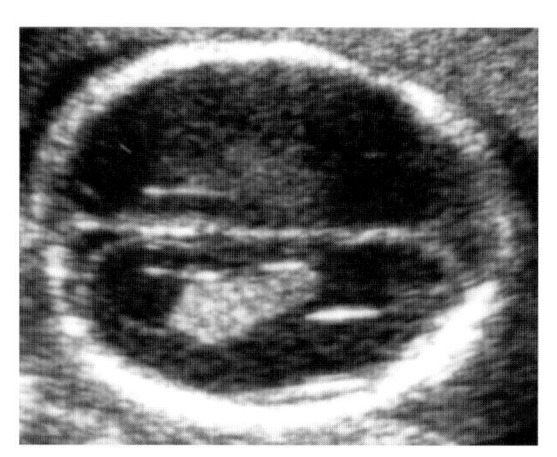

図14 妊娠18週の脈絡叢

長いために大槽部分のスペースが広くなった場合や（器質的異常を伴わない）巨大大槽などがある（図11）．

e．頭蓋内に高輝度（真っ白にみえる）部分があるようにみえた場合

妊娠12週から18週頃までは側脳室内の大部分を占めるように脈絡叢が楕円形の構造物として高輝度に描出される．妊娠週数の進行に伴い頭蓋内で脈絡叢の占める割合は減少し，18週以降は大脳の発達による側脳室の狭小化に伴い次第に脈絡叢も細長く形態が変化して全体的に目立たなくなる．図12に妊娠12週の，図13，14に妊娠16週，18週の脈絡叢をそれぞれ示す．

2 頭蓋に突出する異常像を認めない

a．頭蓋の外に何かがみえた場合

頭蓋は正常では類楕円形を呈する．頭蓋に突出した異常像が認められた場合は二分頭蓋（脳瘤や脳髄膜瘤）などが鑑別疾患として考えられる（超音波胎児形態異常スクリーニング p61 参照）．臍帯などが頭蓋付近に存在し，頭蓋の異常突出物にみえる場合がある．

（市塚清健）

【文献】

1) International Ultrasound in Obstetrics and Gynecology：Sonographic examination of the fetal central nervous system：guidelines for performing the 'basic examination' and the 'fetal neurosonogram'. Ultrasound Obstet Gynecol 29：109-116, 2007
2) Gaglioti P, et al：Fetal cerebral ventriculomegaly：outcome in 176 cases. Ultrasound Obstet Gynecol 25：372-377, 2005
3) Pagani G, et al：Neurodevelopmental outcome in isolated mild fetal ventriculomegaly：systematic review and meta-analysis. Ultrasound Obstet Gynecol 44：254-260, 2014
4) Gaglioti P, et al：The significance of fetal ventriculomegaly：etiology, short- and long-term outcomes. Prenat Diagn 29：381-388, 2009

第3章 妊娠中期後期

C. 顔

■ 正常像

顔面のエコー像でスクリーニング項目として取り上げられることの多い項目としては,口唇と眼窩が挙げられる.その他,上顎,軟口蓋,下顎の確認も行われることがある.口唇は冠状断面,眼窩は水平断面,上顎,軟口蓋,下顎は矢状断面で確認する.正常口唇,眼窩,上顎,軟口蓋,下顎を(図1〜3)に示す.胎児矢状断で軟口蓋を描出するコツは,軟口蓋が硬口蓋の音響陰影に入らないように頸部をやや伸展位になるように走査する.眼窩については眼窩径や眼窩間距離の正常値

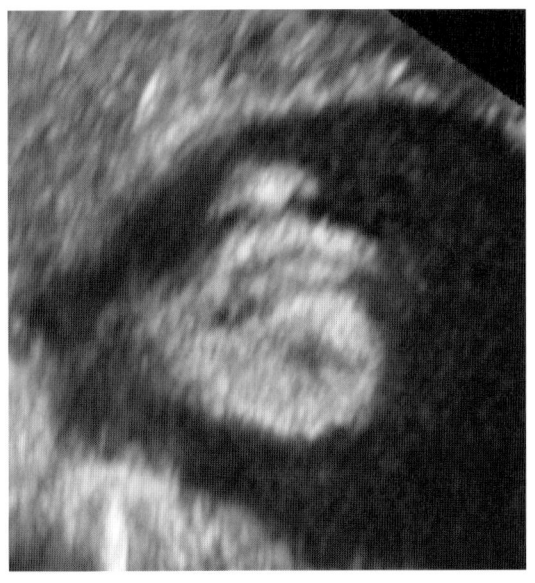

図1 正常口唇

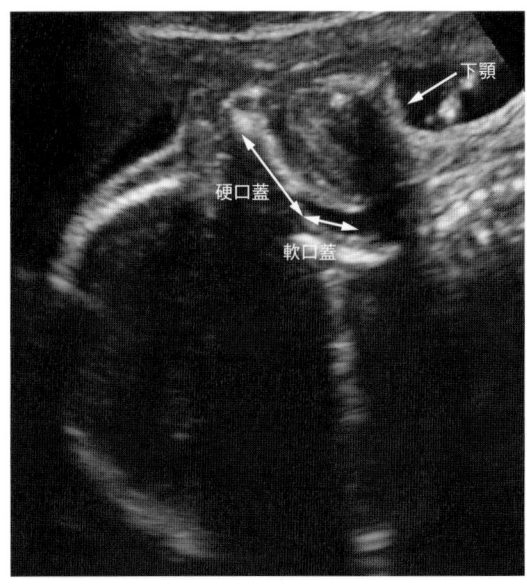

図3 顔面矢状断面

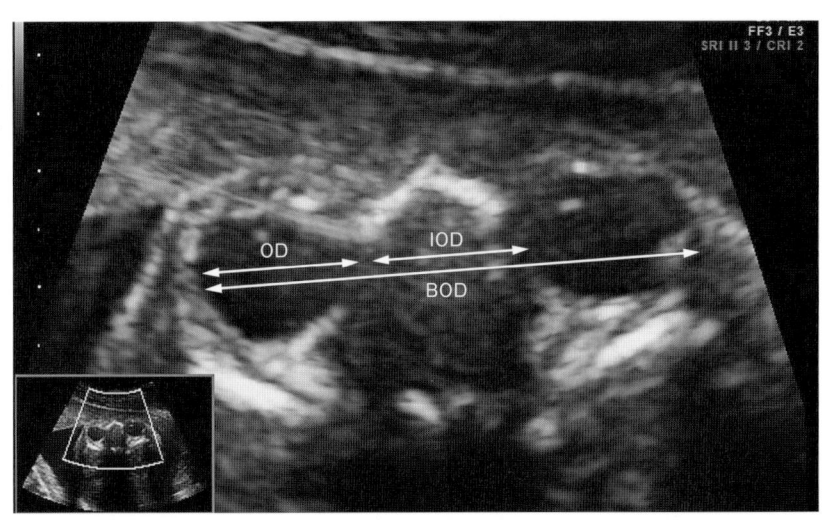

図2 眼球の確認
OD:眼窩径 ocular diameter.
BOD:左右眼窩外側間距離 binoocular diameter. IOD:眼窩間距離 interocular diameter.
*IOD×3≒BOD

C. 顔 37

表1 眼と眼窩の直径 (mm)（文献1, 2より）

GA (wk)	BOD, mean (5th～95th percentile)	IOD, mean (5th～95th percentile)	Orbit, mean (10th～90th percentile)
18	28 (22～37)	11 (7～16)	7.3 (6.2～9.0)
19	31 (24～39)	12 (7～16)	9.8 (8.6～11.3)
20	33 (26～41)	12 (8～17)	9.8 (8.6～11.3)
21	35 (28～43)	14 (8～17)	10.5 (9.4～12.0)
22	37 (30～44)	14 (9～18)	10.4 (9.5～11.3)
23	39 (31～46)	15 (9～18)	10.7 (9.6～11.5)
24	41 (33～48)	15 (10～19)	11.6 (10.7～12.5)
25	43 (35～50)	16 (10～19)	11.2 (10.3～12.6)
26	44 (36～51)	16 (11～20)	12.7 (11～14.5)
27	46 (38～53)	17 (11～20)	13.0 (11.9～14.8)
28	47 (39～54)	17 (12～21)	13.0 (12.1～14.1)
29	48 (41～56)	18 (12～21)	13.9 (12.6～15.7)
30	50 (42～57)	18 (13～22)	14.2 (13.3～15.4)
31	51 (43～58)	18 (13～22)	14.2 (13.3～15.4)
32	52 (45～60)	18 (14～23)	14.4 (12.2～17.5)
34	54 (47～62)	19 (15～24)	15.8 (14.6～16.9)
36	56 (49～64)	20 (16～25)	15.8 (14.6～16.9)

GA：在胎期間 gestational age. BOD：左右眼窩外側間距離 binoocular diameter. IOD：眼窩間距離 interocular diameter.

も報告されており[1,2]，小眼球症 microphthalmia，両眼近接 hypotelorism，両眼隔離 hypertelorism の診断はそれらを参考にする（表1）．

1 口唇裂を認めない

a. 口唇裂があるようにみえた場合

口唇の描出は冠状断面で行う．やや下から仰ぐような断面で描出する（図1）．口唇裂の診断はこの断面で行う（超音波胎児形態異常スクリーニング p61 参照）．胎児の手や臍帯などにより口唇の連続性が途絶え，あたかも口唇裂があるようにみえる場合があるので，診断にはそれらアーチファクトがあることに留意する（図4）．

2 その他

a. 目が一つしかないようにみえた場合

眼球の確認は胎児が仰向けの状態での水平断面で確認する（図2）．胎児が斜めに描出される場合では，鼻中隔の音響陰影によりプローブからの遠位側の眼窩が描出されず，片側無眼球症と誤診する可能性がある（図5）．一方，正しい描出断面で正中に眼窩が一つしか認められない場合は，単眼症を疑う．

b. 左右の目の距離が近いとみえた場合

左右の目の距離は表1を参考に評価する．眼窩間距離が短い場合を両眼接近 hypotelorism と評価する．両眼近接を呈する疾患として全前脳胞症（13トリソミー含む），頭蓋早期癒合を呈する Crouzon 病などが挙げられる．一方，眼窩間距離が長い場合は両眼隔離 hypertelorism と評価する．Noonan 症候群，Apert 症候群，Pfeiffer 症候群，Frank-ter Haar 症候群などで両眼隔離を呈する．表2に両眼近接および両眼隔離を呈する代表的な疾患を示す．

c. 眼球内部に何かみえた場合

眼球内は通常のエコーでは，一見，無エコー領域の類円形に描出される．しかし，解像度のよい超音波でよく観察すると，水晶体も描出される．水晶体も内部は正常では無エコー領域に描出されるが，先天性白内障の症例では水晶体が高輝度に描出される．また，水晶体に連続する硝子体血管も，比較的明瞭に描出される．図6に水晶体，図7に硝子体血管の正常超音波像を示す．いずれも妊娠15週の症例である．

（市塚清健）

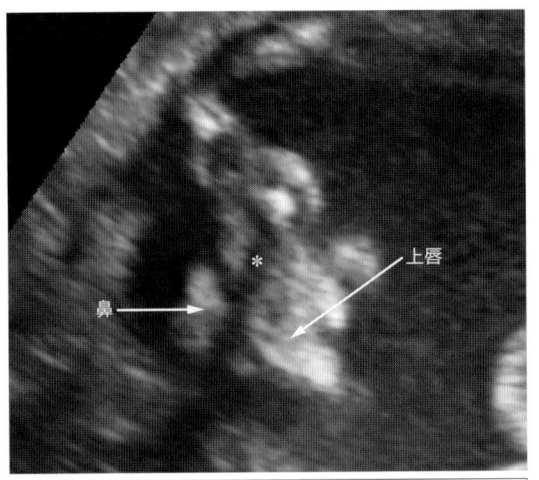

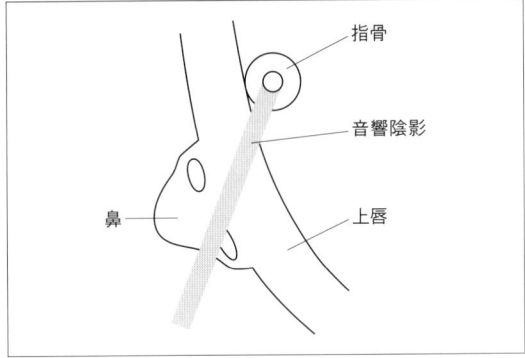

図4 正常口唇
指骨の音響陰影により上唇の連続性が途絶え，口唇裂のようにみえる（*）．

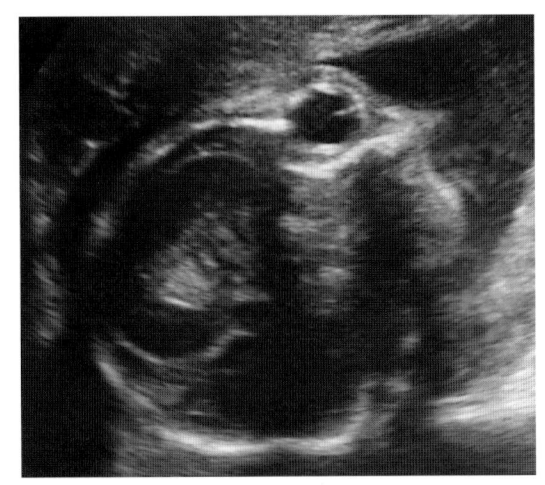

図5 妊娠22週正常胎児
鼻中隔の音響陰影によりプローブからの遠位側の眼窩が描出されていない．

表2 両眼接近，隔離を示す疾患

両眼接近 hypotelorism	両眼隔離 hypertelorism
全前脳胞症（13トリソミー含む）	Noonan 症候群
Crouzon 病	Apert 症候群
Williams-Beuren 症候群	Pfeiffer 症候群
Aprosencephaly 症候群	Frank-ter Haar 症候群
Harrod 症候群	Kaufman oculocerebrofacial 症候群
Frontoocular 症候群	Hajdu-Cheney 症候群
Giacheti 症候群など	Char 症候群など

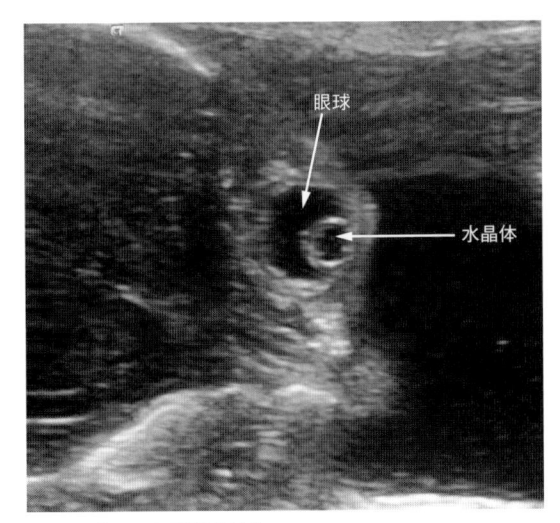

図6 妊娠15週胎児水晶体

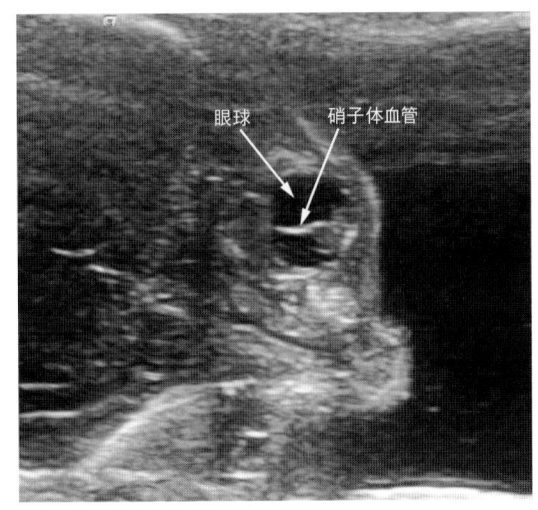

図7 妊娠15週胎児硝子体血管

【文献】

1) Goldstein I, et al：Growth of the fetal orbit and lens in normal pregnancies. Ultrasound Obstet Gynecol 12：175-179, 1998

2) Mayden KL, et al：Orbital diameters：a new parameter for prenatal diagnosis and dating. Am J Obstet Gynecol 144：289-297, 1982

D. 胸部

■ 正常像

妊娠中後期における胎児胸部の観察にあたっては，適切な胸部横断像において心臓および肺・肋骨の構築に注意する．胸部横断像の描出に際しては，左右の肋骨が均等に描出されるよう超音波ビームの入射角を調整する．ただし，肋骨による音響陰影が生じないように注意する．

心臓構築の評価には心四腔断面および心室流出路の観察が必要である．以下にそのポイントをまとめた．

心四腔断面像 four-chamber view (4CV)

胎位・胎向をもとに，心臓が胸郭内左側に位置し，心臓と同側足方には胃が描出されることを確認する．肺は中等度輝度で描出される．なお，前胸壁に接して胸腺が観察されることもある．以下に4CV観察のポイントを記す（図1）．

(1) 心臓の大きさと心軸
- 心臓断面は胸郭断面の約1/3以下であり，長軸は左側に45±20°である．

(2) 心房
- 2心房はほぼ同じ大きさである．
- 卵円孔弁は左房側において開閉する．
- 肺静脈は左心房に還流する．カラードプラの併用も有用である（図2）．

(3) 心室
- 2心室はほぼ同じ大きさである．
- 右心室では心尖部近傍に肉柱 moderator band を認める．
- 4CVにおける形状として，右心室は三角形に，左心室は紡錘形に近い．
- 中隔に欠損を認めない．

(4) 房室弁
- 三尖弁および僧帽弁は独立して開閉する．
- 三尖弁は僧帽弁に比べてやや心尖寄りに付着する．

心室流出路 outflow tract

(1) 心室流出路断面を観察するうえでのポイントを以下に記す．なお，心室流出路像を図3, 4に示す．
- 両大血管は各々の心室から起始する．
- 両大血管は空間的に交差するため，同一断面では描出されない．
- 右室起始血管（肺動脈）は左室起始血管（大動脈）に比べ，やや太い．
- 両大血管起始部において各動脈弁の開閉が観察される．
- three-vessel (3V) view では，前胸壁から右後方にかけて，肺動脈・大動脈弓・上大静脈の順で位置し，血管径は肺動脈＞大動脈弓＞上大静脈の順となる．
- three vessels and trachea (3VT) view では大動脈の右側に気管が観察される．

(2) 心室流出路描出のコツ

心室流出路はプローブの回転や平行移動により描出する手法が有用である（超音波形態異常スクリーニング p52～54）．図5には4CV描出後にプローブを回転・平行移動させて心室流出路を観察する手法の一例を示す．

大動脈弓および肺動脈-動脈管弓

大動脈弓は頭頸部への3本の分枝（右腕頭・左総頸・左鎖骨下動脈）を有する血管である（図6）．肺動脈起始部は大動脈よりも前胸壁寄りに位置しているため，大動脈弓は肺動脈-動脈管弓よりも強いカーブを描いて走行する．

1 心臓の位置と軸は左に寄っている

a. 心臓の位置が正常よりも右に寄っているようにみえた場合

第一に，胸部横断面像が適切に描出されていることを確認する．右胸腔内に囊胞状もしくは高輝度領域が観察される場合には，先天性囊胞状腺腫様肺奇形 congenital cystic adenomatoid malformation of lung (CCAM) に代表される先天性肺気道奇

図1 心四腔断面
a：収縮期．b：収縮期心臓拡大図．c：拡張期．

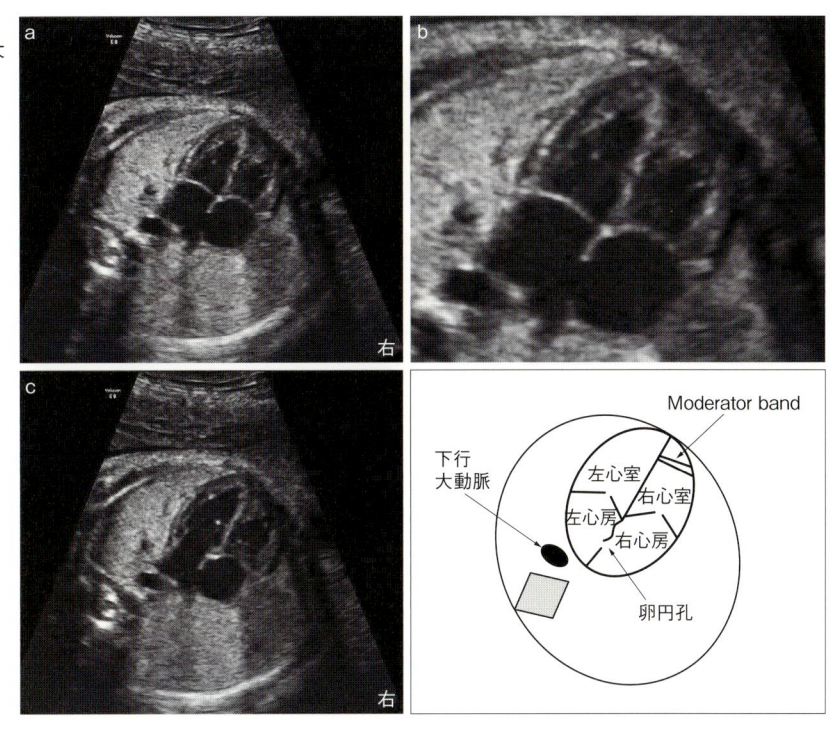

図2 肺静脈
肺静脈の描出にはBモードに加え，カラードプラ法も有用である（a：B-mode，b：カラードプラ法）．RV：右心室．LV：左心室．RPV：右肺静脈．LPV：左肺静脈．dAo：下行大動脈．

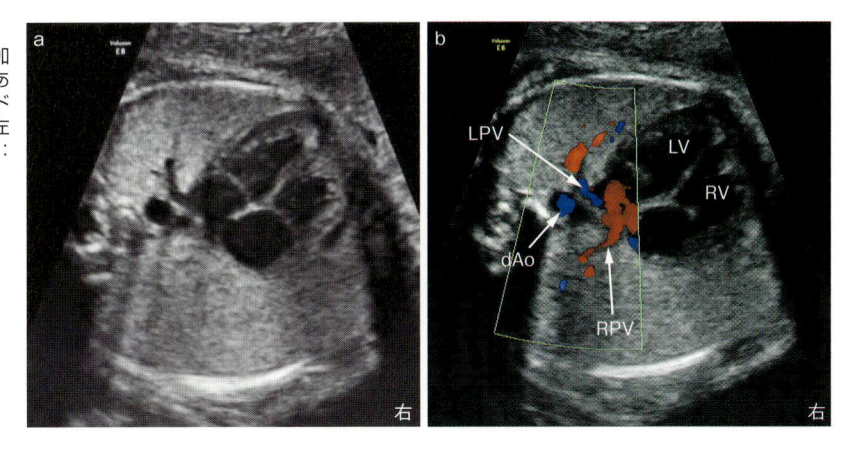

図3 心室流出路像
心尖が15時方向に位置する心臓に対して，心室流出路を示す．a：左室流出路像．b：右室流出路像．RV：右心室．LV：左心室．MPA：主肺動脈．aAo：上行大動脈．Aoarch：大動脈弓．SVC：上大静脈．Tra：気管．

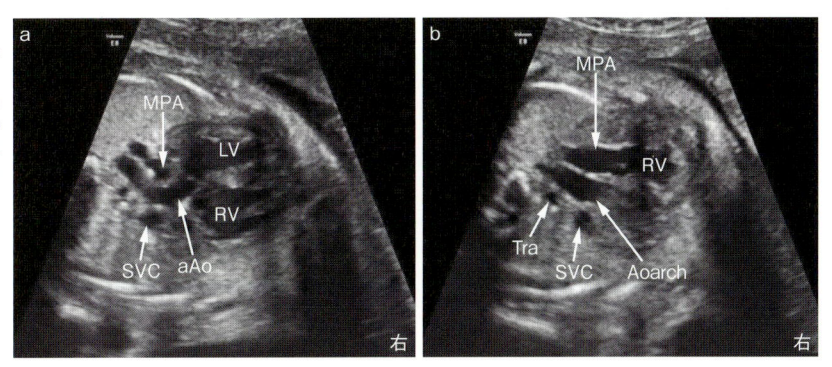

D．胸部

図4a　左室流出路像

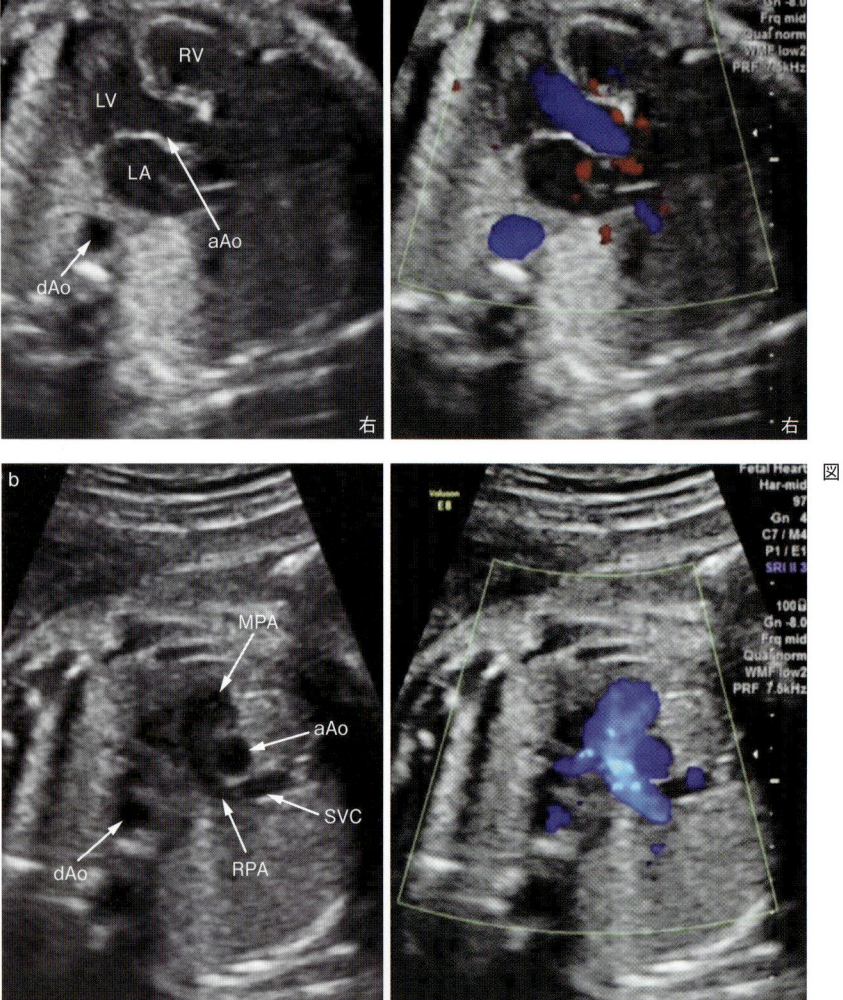

図4b　右室流出路像

図4　心室流出路像
心尖が12時方向に位置する心臓に対して，心室流出路（a, b），three-vessel view（c）および three vessels and trachea view（d）を示す．

形 congenital pulmonary airway malformation（CPAM）や横隔膜ヘルニアの可能性が考えられる（超音波形態異常スクリーニング p26〜27, 63）．CPAM は低輝度囊胞状のみならず，高輝度充実性腫瘤像も呈する（図7）．囊胞状病変に蠕動運動を認める場合や腹腔内に胃が観察されない場合には，横隔膜ヘルニアの可能性が高い．

b. 心臓の位置が正常よりも左，または正中に寄っているようにみえた場合

右胸郭内における占拠性病変（例：CPAM）により心軸が左方に偏位することがある．また，ファロー四徴症および修正大血管転位では心軸が左方および正中であるように観察される（超音波形態異常スクリーニング p62）．

42　第3章　妊娠中期後期

図4c　three-vessel view

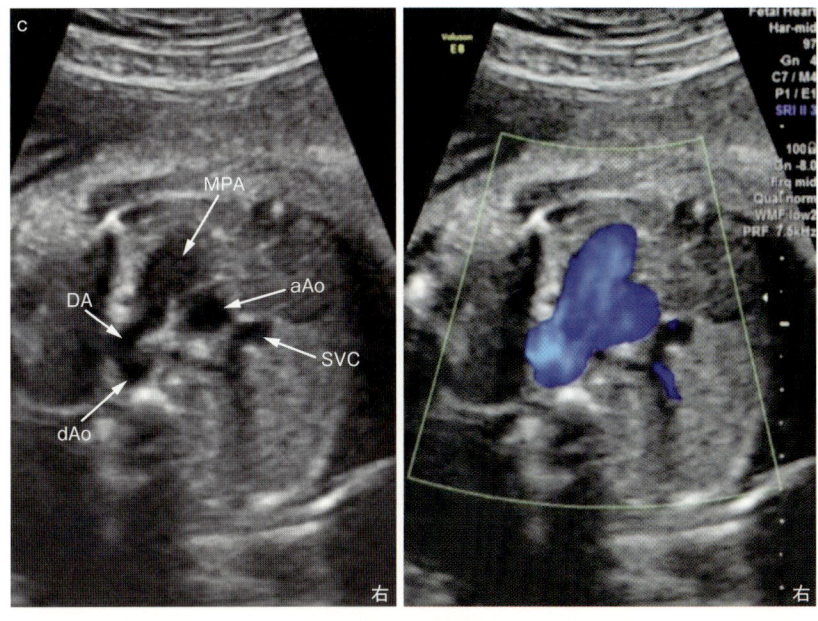

図4d　three vessels and trachea view

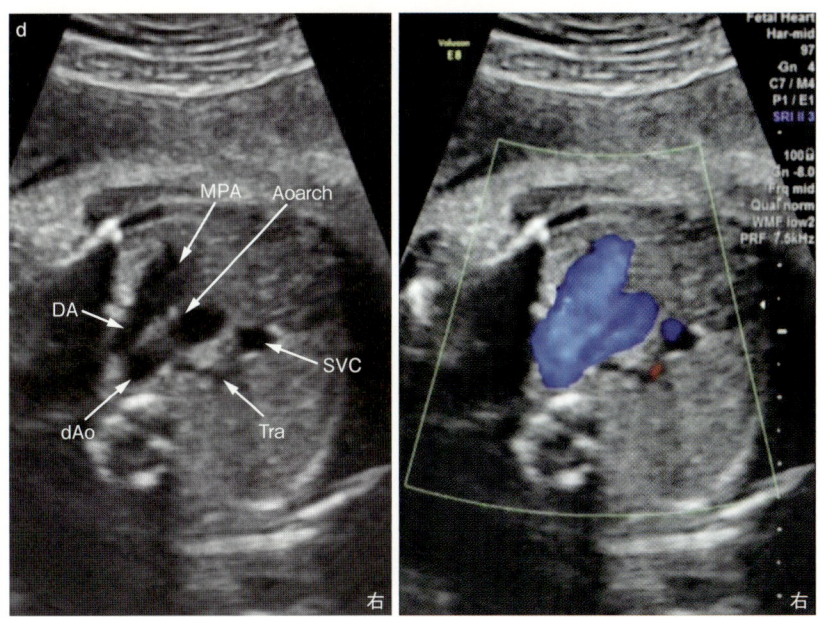

RV：右心室．LV：左心室．MPA：主肺動脈．RPA：右肺動脈．aAo：上行大動脈．Aoarch：大動脈弓．dAo：下行大動脈．
DA：動脈管．SVC：上大静脈．Tra：気管．

2 左右心房心室の大きさのバランスがよい

a．心臓全体が異常に大きいようにみえた場合

　客観的評価には胸部横断面において心胸郭断面積比 cardio-thorax area ratio（CTAR）を算出する（超音波形態異常スクリーニング p52）．心拡大をきたす病態の代表例としては，三尖弁異形成（図8），動脈管早期閉鎖（図9）および肺動脈弁欠損などによる心不全が挙げられる．また，胸郭自体が週数に比して小さい，いわゆる肺低形成の場合にも，相対的に心臓全体が大きく観察されることがある．

b．四腔断面がきれいに描出できない場合

　適切な胸部横断面像かどうかを再確認する．具体的には，肋骨断面が描出されないようにプローブの位置・向きを調整する（図10）．また，肋骨による音響陰影に注意する（図11）．適切な胸部

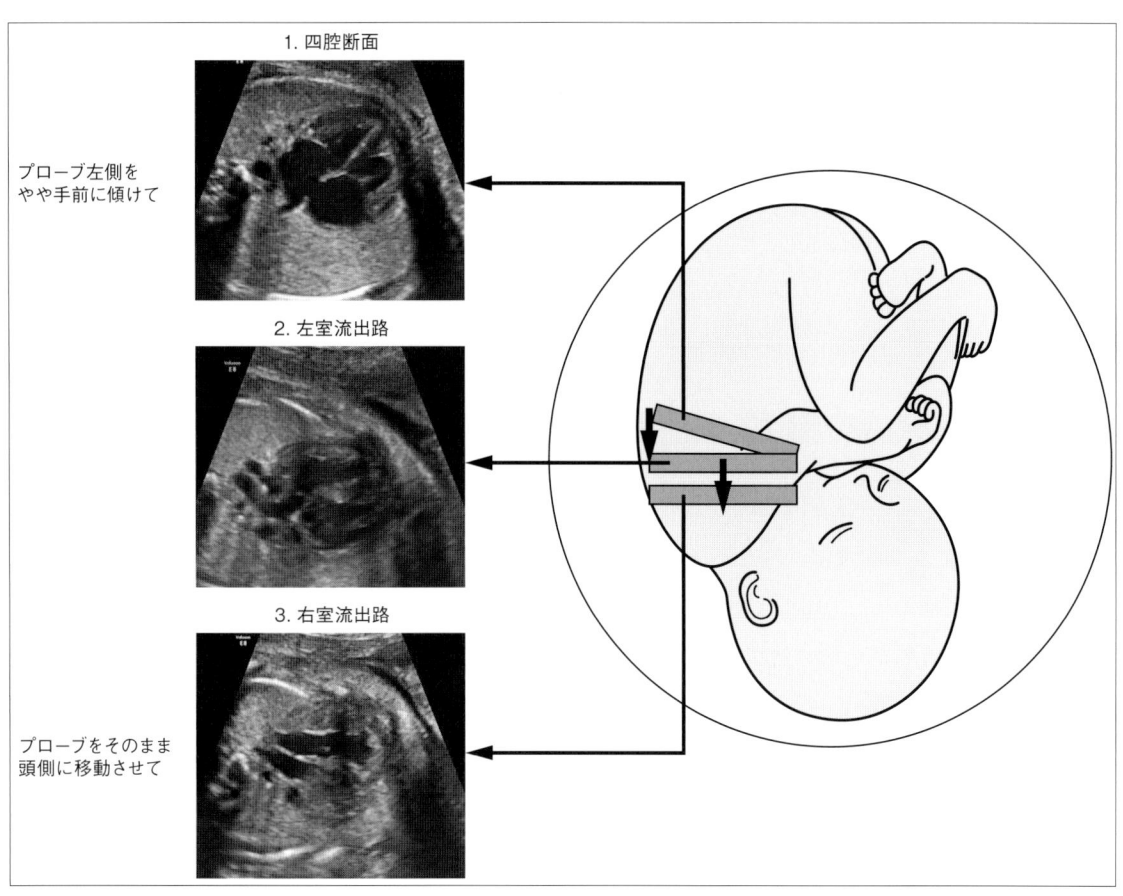

図5 心室流出路描出のコツ

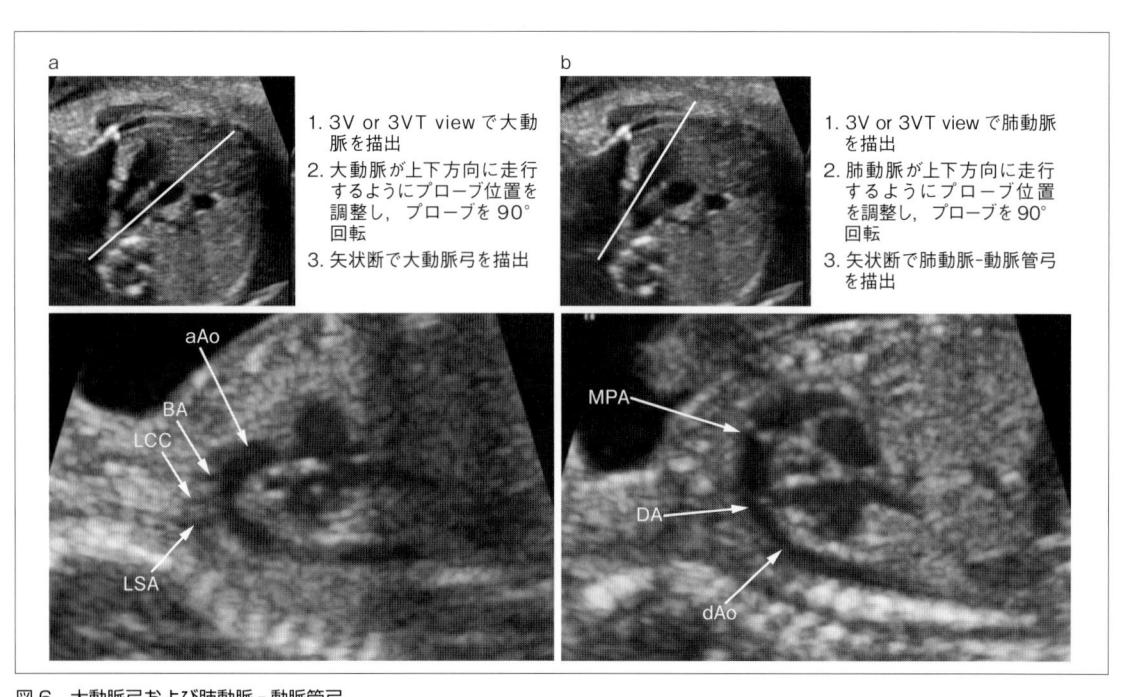

1. 四腔断面

プローブ左側を
やや手前に傾けて

2. 左室流出路

3. 右室流出路

プローブをそのまま
頭側に移動させて

---

a
1. 3V or 3VT view で大動脈を描出
2. 大動脈が上下方向に走行するようにプローブ位置を調整し，プローブを90°回転
3. 矢状断で大動脈弓を描出

b
1. 3V or 3VT view で肺動脈を描出
2. 肺動脈が上下方向に走行するようにプローブ位置を調整し，プローブを90°回転
3. 矢状断で肺動脈-動脈管弓を描出

図6　大動脈弓および肺動脈-動脈管弓
a：大動脈弓像．b：肺動脈-動脈管弓像．3V view：three-vessel view．3VT view：three vessels and trachea view．
MPA：主肺動脈．aAo：上行大動脈．dAo：下行大動脈．DA：動脈管．BA：腕頭動脈．LCC：左総頸動脈．LSA：左鎖骨下動脈．

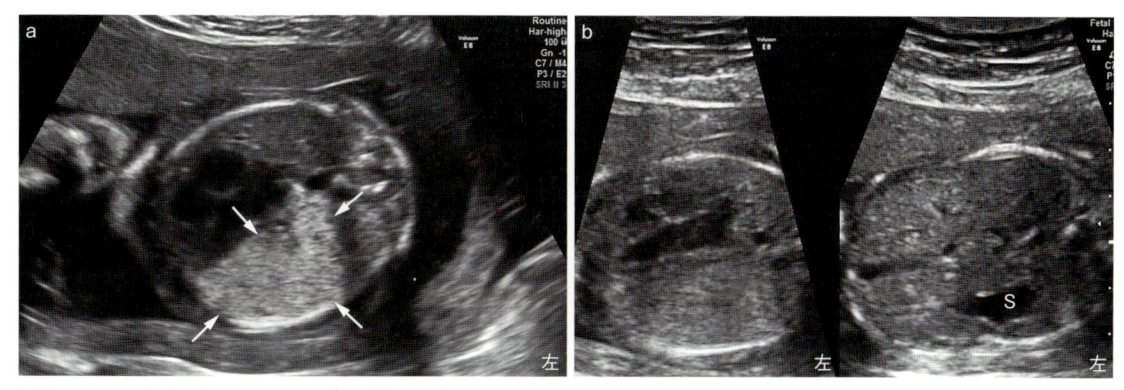

図7 congenital pulmonary airway malformation
a：左胸郭内に高輝度病変（矢印）を認める．b：胃の位置と比較すると，心臓は右方に偏位していることがわかる．S：胃．

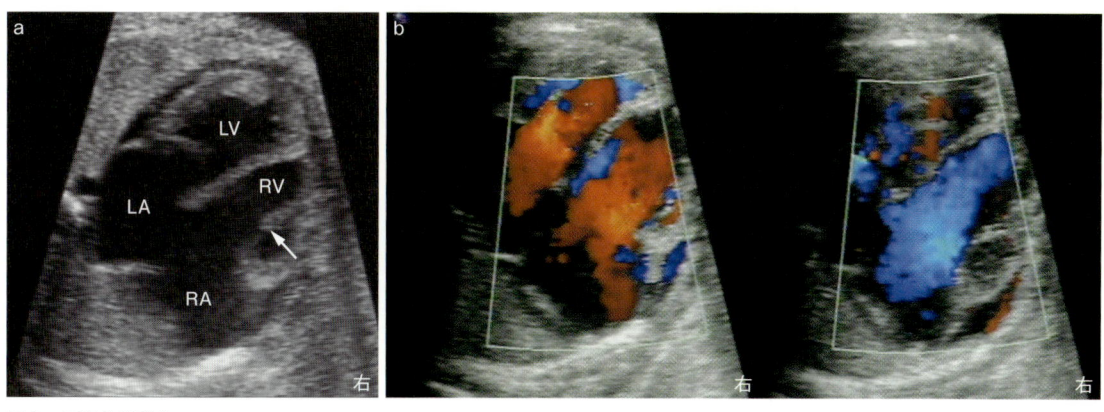

図8 三尖弁異形成
a：Bモード法．右房は拡大し，三尖弁の右室壁への癒着（plastering：矢印）を認める．b：カラードプラ法．左：拡張期．右：収縮期．心室収縮期に著明な三尖弁逆流（青色で示される下向きの血流）を認める．RV：右心室．LV：左心室．RA：右心房．LA：左心房．

図9 動脈管早期閉鎖
a：心四腔断面像（Bモード法）．右心室は拡大し，かつ壁運動が乏しい．b：心室流出路像（カラードプラ法）．肺動脈拡張を認め，内部に血流像が観察されない．RV：右心室．LV：左心室．MPA：主肺動脈．Aoarch：大動脈弓．（文献4より改変）

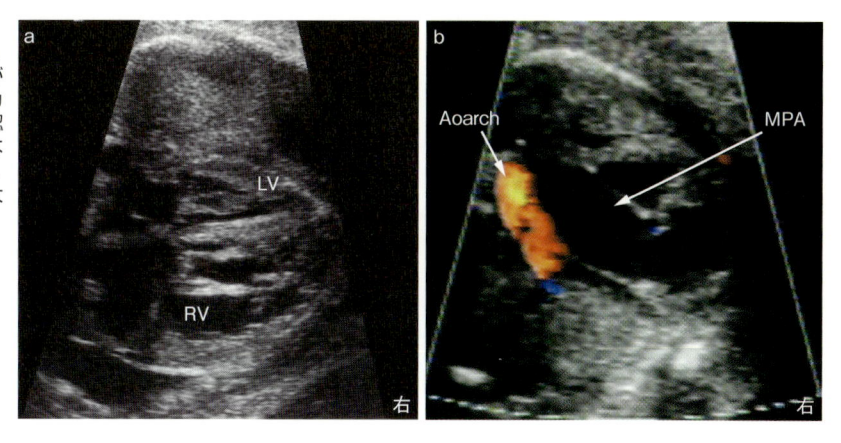

横断面においても2心房2心室の確認が困難な場合には，大静脈が還流する心房を（機能的）右心房とみなし，左心房・両心室の位置関係，両大血管の走行を確認し，病態を推測する．また，心筋に腫瘍性病変を認めることもある．たとえば，横紋筋腫は高輝度超音波像を呈する（図12）．

c．心房中隔に欠損部位があるようにみえた場合

肋骨による音響陰影を回避するようにプローブの位置・向きを調整する（図11）．プローブの調整後も欠損があるように観察される場合，卵円孔との鑑別を行う．卵円孔は二次中隔と弁状の一次中隔で形成され（図13），心房中隔の中央に位置

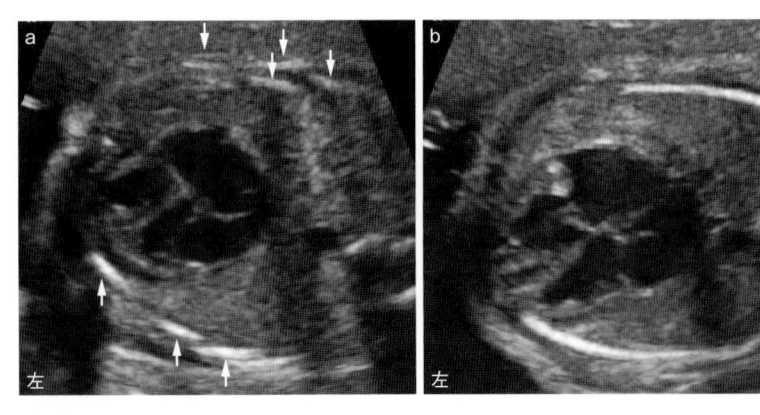

図10 心四腔断面像
aでは肋骨断面（矢印）が描出されており，適切な胸部横断面ではない．bのように肋骨断面が描出されないようにすると，正常心四腔断面であることが判明する．

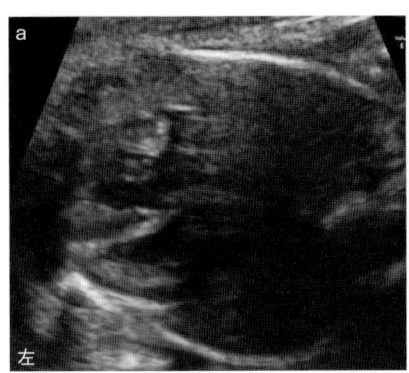

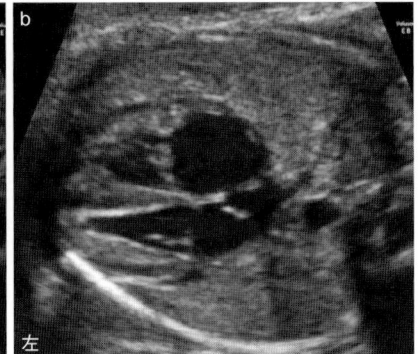

図11 心四腔断面像
aでは肋骨の音響陰影により心四腔断面が不明瞭である．bのように音響陰影が生じないようにすると，心四腔断面像が正常であることが判明する．

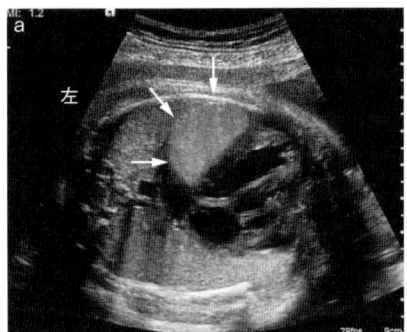

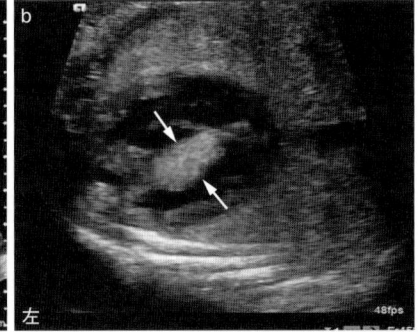

図12 横紋筋腫
横紋筋腫が左心室外側（a）および心室中隔（b）に高輝度腫瘤として描出される．

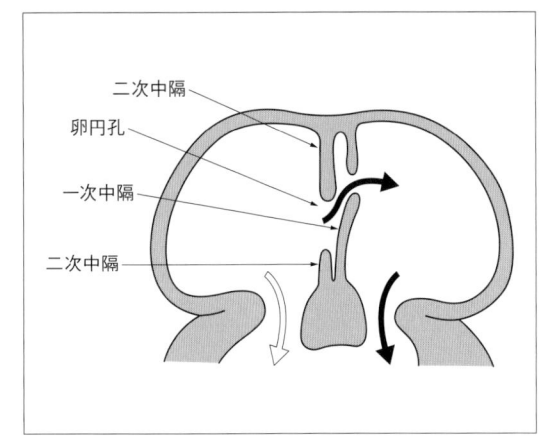

図13 卵円孔における一次中隔・二次中隔
卵円孔は二次中隔と弁状の一次中隔で形成される．

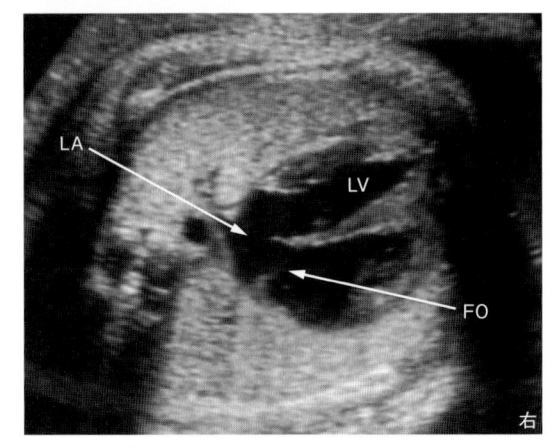

図14 卵円孔
卵円孔は心房中隔の中央に位置し，左房においてフラッピングを示す．LA：右心房．LV：左心室．FO：卵円孔．

46　第3章　妊娠中期後期

図15 房室中隔欠損
共通房室弁であり，一次中隔欠損＋心室中隔欠損（房室中隔欠損）を認める．FO：卵円孔．＊：房室中隔欠損．

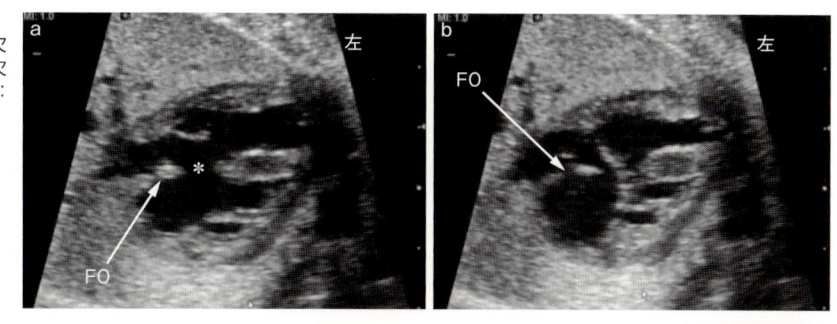

図16 心四腔断面像
心室中隔膜様部は薄い隔壁である．aでは超音波ビームが中隔に平行であるため，欠損のように観察される．bのように超音波ビームが心室中隔にできる限り垂直に入射するよう，プローブ位置・向きを調整することが重要である．

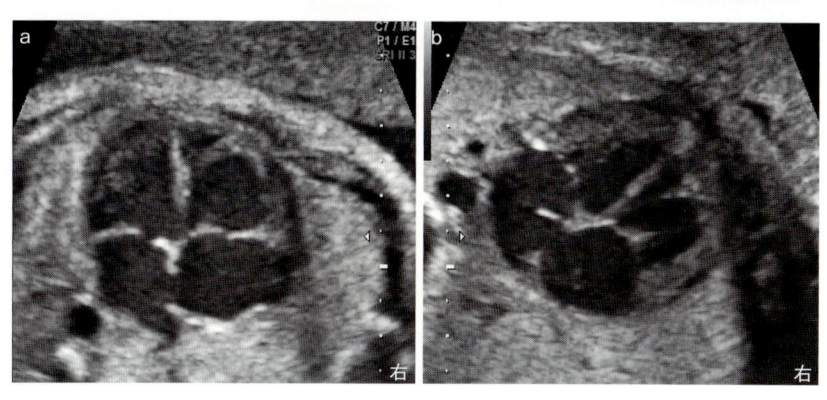

図17 右室からみた心室中隔の各欠損孔

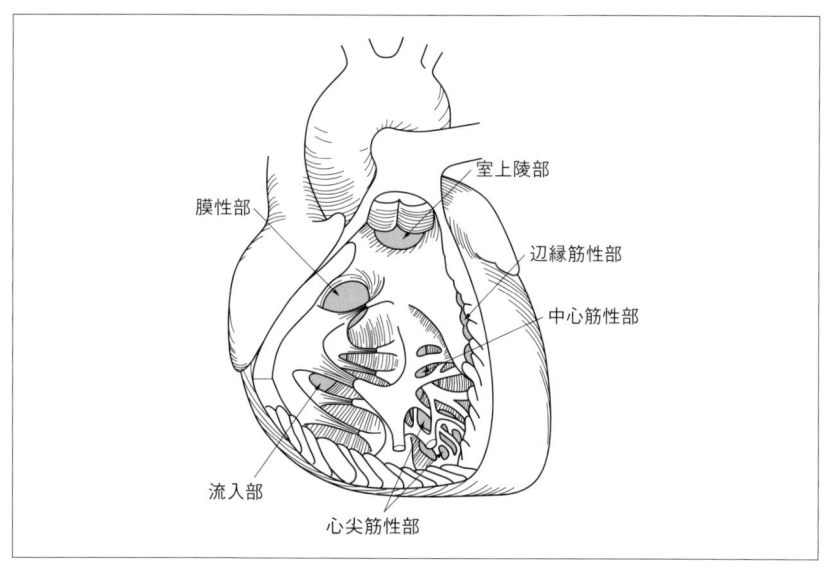

図18 心室中隔欠損
左の断層像では心室中隔に欠損がないようにみえるが，右のように超音波ドプラ法で血流をカラー表示すると，心室中隔を貫くシャント血流（矢印）が観察される．

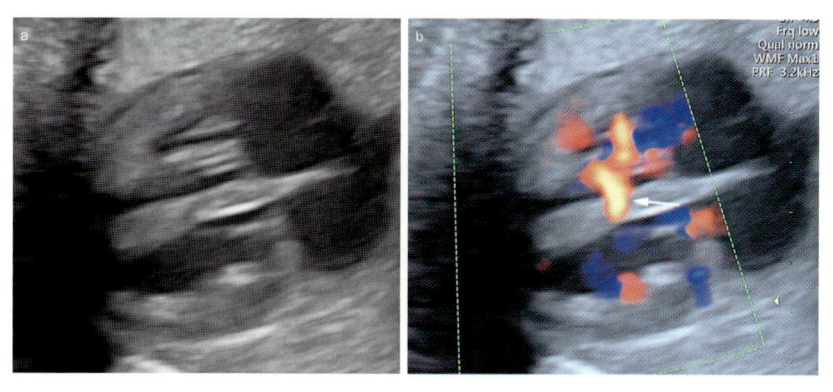

D．胸部

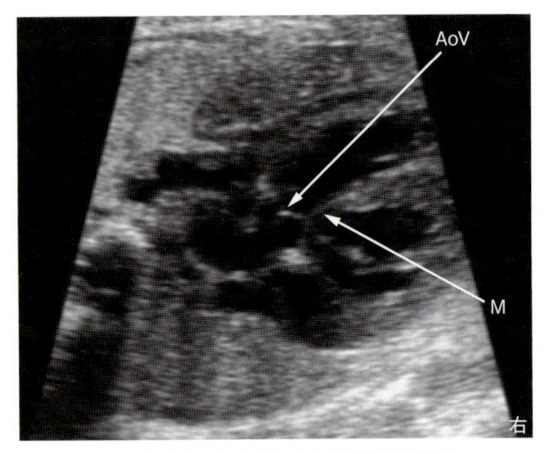

図19　左室流出路像における心室中隔膜様部の観察
AoV：大動脈弁．M：膜様部．

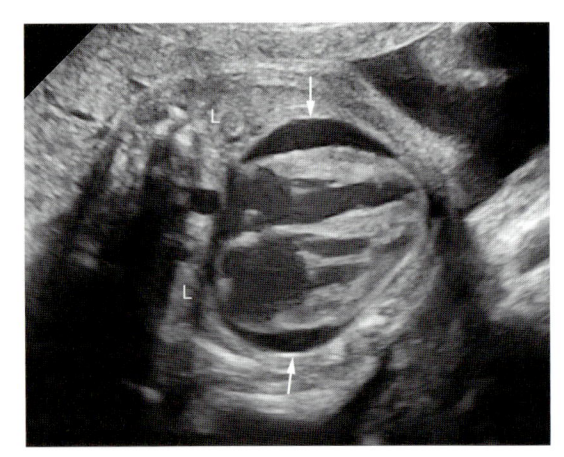

図22　心囊液貯留
心臓周囲に液体貯留像（矢印）を認める．胸水と異なり，心囊液貯留では胸郭背側には液体貯留像が描出されない．本症例では心拡大を認める．L：肺．

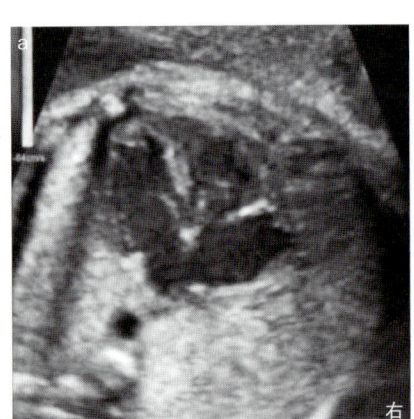

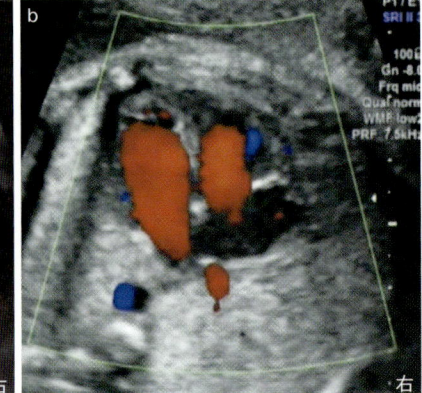

図20　正常心臓における心室への血液流入
両心室の大きさは同等であり，カラードプラ法では心室拡張期における両心室への血液流入が観察される（a：B-mode．b：カラードプラ法）．

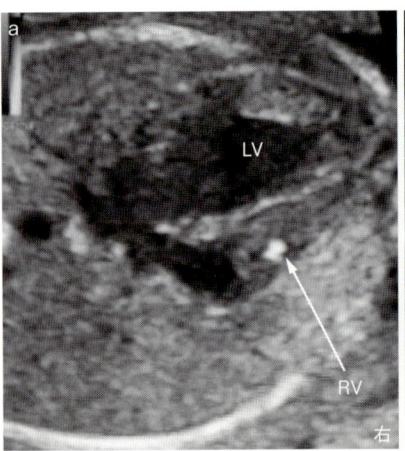

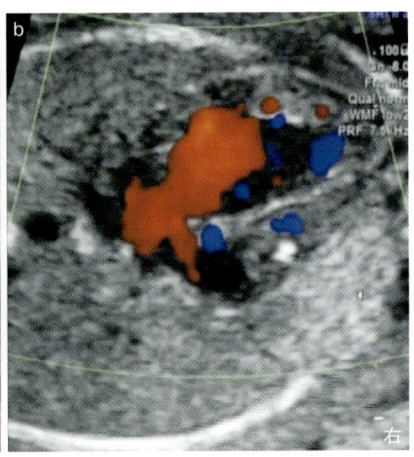

図21　三尖弁閉鎖
左心室に比べ右心室は小さく，三尖弁の動きが乏しい．カラードプラ法では右心室への血液流入がほとんど認められない（a：B-mode．b：カラードプラ法）．

する．左房においてフラッピング（開閉）を示すことが特徴である（図14）．
　一般に心房中隔欠損は二次口欠損型および一次口欠損型に分類され，二次口欠損型は卵円孔の形成異常に起因するため，胎内診断は困難である．一方，一次口欠損型は房室弁付着部近傍の欠損であり，房室中隔欠損（心内膜床欠損症）として検出されることが多い（図15）．

d. 心室中隔に欠損部位があるようにみえた場合

心房中隔の観察と同様に，肋骨による音響陰影を回避するようにプローブの位置・向きを調整する（図11）．心室中隔膜様部は薄い隔壁であるため，欠損のように観察されることもある．超音波ビームが心室中隔にできる限り垂直に入射するようにプローブ位置・向きを調整する（図16）．

心室中隔欠損は漏斗部，膜様部および筋性部に分類される（図17）．本邦では膜様部欠損（図18）が多く，筋性部欠損（超音波形態異常スクリーニングp95）の頻度は低い（頻度：漏斗部約28％，膜様部約68％，筋性部約4％）．左室流出路を描出し，心室中隔から大動脈弁付着部への連続性を注意深く確認することにより漏斗部もしくは膜様部欠損の有無を判定する（図19）．大動脈弁直上の流出路が欠損しているように観察されることがあるが，心室中隔欠損は大動脈弁よりも心室側に位置することが診断のポイントとなる．

e. 左右心房心室のどれかが異常に大きいようにみえた場合

肋骨超音波像をもとに，適切な胸部横断像かどうかを再確認する．心房・心室が大きくみえる場合には，カラードプラも併用して血流を確認する．右心房が大きく，かつ三尖弁逆流が著明な場合に三尖弁異形成（Ebstein anomaly含む）が考えられる（図8）．

f. 三尖弁，または僧帽弁が動いていないようにみえた場合

心房・心室の大きさのバランスを確認するとともに，カラードプラにて心室への血液流入を確認する（図20）．たとえば，三尖弁閉鎖では右心室は小さく，三尖弁は硬い動きを示し，右心室への血液流入は乏しい（図21）．

g. 心臓の周囲に液体が貯留しているようにみえた場合

心臓を取り囲むように低輝度超音波像が観察される場合には，心嚢液貯留の可能性を考える（図22）．胸水と異なり，心嚢液貯留では胸郭背側に液体貯留像を認めないことが鑑別点である．

（宮越　敬）

【文献】

1) Carvalho JS, et al：ISUOG Practice Guidelines (updated)：sonographic screening examination of the fetal heart. Ultrasound Obstet Gynecol 41：348-359, 2013
2) 新居正基：胎児心エコー検査入門．超音波医学 42：457-473, 2014
3) 胎児心エコー検査ガイドライン作成委員会編：胎児心エコーガイドライン．日小循誌 22：591-613, 2006
4) Tanaka M, et al：Functional foods for the fetus? Acta Obstet Gynecol Scand 90：1172-1173, 2011

3 胸腔内に異常な像を認めない

超音波胎児形態異常スクリーニングのp17にあるように，胸腔内にあるのは，① 心臓，② 肺，③ 血管，④ 胸腺である．その他の占拠性病変があると，それは異常像として描出されることになる．正常なものが一見，異常像とみえてしまう（いわゆる偽陽性所見）原因は，以下の3点が考えられる．

1. 正常像がみえているが，異常像と考えてしまう．
2. アーチファクトにより異常像と考えてしまう．
3. 断面がずれていて，普段見慣れない像を異常像と考えてしまう．

以上の観点から，胸腔内で正常なのに異常と見間違う所見（＝偽陽性所見）を考えてみる．

a. 胸郭と肺の間に液体が貯留しているようにみえた場合

図23は乳び胸による胎児胸水である．このように明らかに胸腔内にエコーフリースペースがあり，肺がその中で浮いているような像を認めれば胎児胸水を見落とすことはない．しかし，胸腔内で胸郭と肺もしくは心臓と肺の間にうっすらとエコーフリースペースを認める場合は，胸水と見間違うかもしれない．

図24の矢印の部分は心嚢液であろうか？よくよくみると星部分から心臓の周りにエコーフリースペースがあるようにみえていることがわかる．アーチファクトを異常像と考えてしまうための偽陽性である．このような場合，超音波ビームの入ってくる方向を変えるようにプローブの位置や向きを変えて観察するとよい．いろいろな方向からビームが入ることによってエコーフリーと思っ

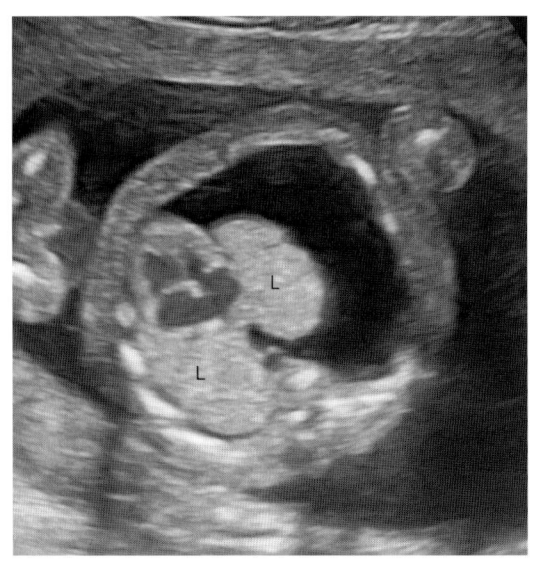

図23 左胸水
画像は乳びによる胎児胸水である．このように明らかに胸腔内にエコーフリースペースがあり，肺がその中で浮いているような像を認めれば，悩まず胎児胸水と診断できる．L：肺

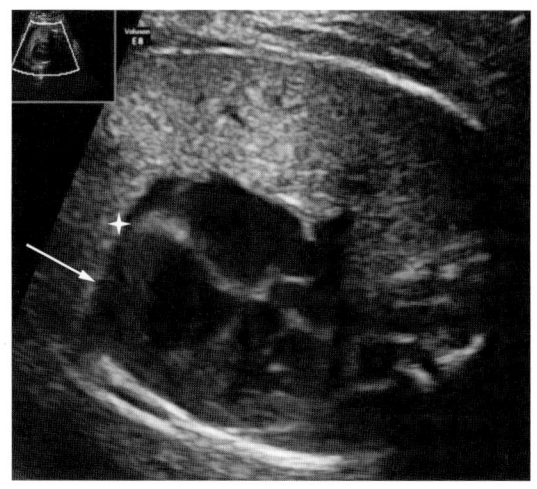

図24 心嚢液？
矢印の部分は一見心嚢液のようにみえるが，星部分からアーチファクトにより心臓の周りにエコーフリースペースがあるようにみえているだけ（偽陽性）であることがわかる．このような場合，超音波ビームの方向をプローブの位置や向きを変えて観察しなおすとよい．いろいろな方向からビームが入ることによってエコーフリーと思っていた像が所見なのかアーチファクトなのかを区別できる．

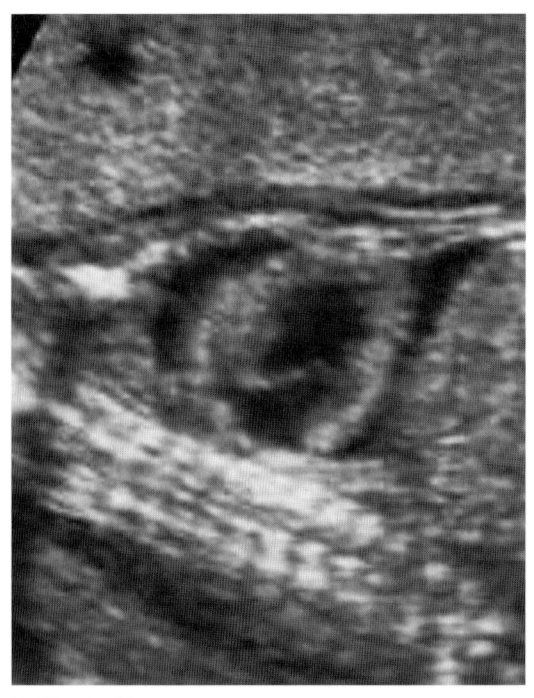

図25 心嚢液
心嚢液の画像（矢状断）である．図24とは異なり心臓周囲エコーフリースペースがある．図24のように心臓周囲のエコーフリースペースが1ヵ所だけ直線的に存在している場合は，アーチファクトを疑う必要がある．

ていた像が心嚢液なのかアーチファクトなのかを区別できる．心嚢液は図25のように心臓周囲にあることが多いので，図24の画像のように1ヵ所直線的に存在している場合はアーチファクトを疑う必要がある．

b. 肺の中に囊胞のようなものがみえた場合
c. 肺の中に輝度の高い部分がみえた場合

　胸腔内にある臓器は心臓，肺，胸腺である．また，管腔構造物として，血管と気管支と食道がある．

　肺内に囊胞状な像をみた場合，鑑別すべき疾患として，横隔膜ヘルニア，先天性囊胞性腺腫様奇形 congenital cystic adenomatoid malformation（CCAM），肺分画症が挙げられる．鑑別のポイントは

1. 囊胞が動くか（蠕動運動）
2. 腫瘍の栄養血管の起源はどこか（大動脈なのか肺動脈なのか）

であり，囊胞が動く（＝蠕動運動）ならば，それは胃胞や腸管であり，肺内腫瘍を栄養する血管が大動脈に繋がっていれば，それは肺外腫瘍の肺分画症で，肺動脈から繋がっていればCCAMと診断でき，囊胞の大きさからtypeを判別することができる．つまり，肺内に囊胞らしきものがみえた場合，その囊胞の性質（動きがあるか，大きさはどのくらいか，カラーで血流の有無など）をみることで，その囊胞らしきものが腫瘍性病変なの

かどうかを区別できる.

CCAMは嚢胞の大きさによりtype I〜III（図26〜28）に分類される（表1）．胸腔内に嚢胞状の異常像があり，蠕動運動がなければCCAMと診断できる．Type IIIは嚢胞が小さく，高輝度の充実性腫瘍として観察され，縦隔偏位や胎児水腫を引き起こすことが多い．

図29は四腔断面であるが，両側の肺の前部分（＊）が背側部分よりも輝度が高く，CCAM type III，あるいは充実性腫瘍のようにみえる．しかし，背側部分は肋骨の一部によるアーチファクト（音響陰影）で暗く写っているだけであり，腫瘍は存在しない．

横隔膜ヘルニアは横隔膜の先天性欠損部部位から腹腔内臓器が胸腔内に脱出する疾患である．8割が左側に発生し，脱出臓器は小腸，結腸，脾臓，胃，肝臓などであるが，肝脱出例は重症例が多い．欠損部位は左後外側に多い（Bochdalek孔ヘルニア）．出生後急速に呼吸障害を起こすため，出生前診断が重要な疾患である．図30は20週の左横隔膜ヘルニアである．胸腔内に胃胞が脱出し，心臓は右側へ圧排されている．脱出臓器が消化管（胃胞，小腸）であれば，蠕動運動を観察することでCCAMとの鑑別が可能となる．

図31は胸腔内水平断面を示している．位置はthree vessel trachea viewよりさらに頭側に動かした断面である．画像中央に楕円形の嚢胞状の像があり，あたかも嚢胞性腫瘍にみえる．実はこれは無名静脈であり，左上大静脈が右上大静脈に繋がる血管が写っている．通常の観察断面では出てこない像であるため，見慣れないと異常像に取られることがあるが，これは正常の所見であり，正常像がみえているが，異常像と考えてしまう偽陽性といえる．上記に説明した鑑別方法で考えると位置的に横隔膜ヘルニアではなく，嚢胞の大きさからもしかしたらCCAM type2か？と思うかもしれないが，カラードプラをかけてみると血流であることがわかり，嚢胞性病変でないことが判明する．

また，図32には胸腔内に嚢胞が2つみえるが，心臓と脈管の一部を断面が切り取っている像である．超音波検査中には一つの断面から次の断面に移行する間に，普段みない断面をみることがある．そのような場合，断面がずれていて普段見慣れない像を異常像と考えてしまうことがある．このようなときは，オリエンテーションを取り直して，みえている像が正確な断面でないからみえてしまっているのかどうかを確かめるとよい．また，矢印の部分に境界面がみえ，その左側があたかも少し輝度の高い腫瘍（＝肺分画症？）のようにみえるが，横隔膜による音響陰影により，あたかも腫瘍のようにみえる偽陽性所見であることがわかる．つまり，アーチファクトを異常像と捉えた，実は正常の画像である．上述のようにアーチファクトかどうかをみるには，プローブを動かしてみて像が変わることで判断できる．

d．3VV断面で両側の肺の間に肺の輝度とは異なる腫瘍様の像がみえた場合

胸腔内にあるのは，① 心臓，② 肺，③ 血管，④ 胸腺である．その他の占拠性病変は異常像として描出されることになる．3VV断面で両側の肺の間に肺の輝度とは異なる腫瘍様の像がみえた場合がまさに胸腺である．いわゆる心臓スクリーニングでは，心臓血管に注目しているため，その他の部分に注意がいかないことが多い．また，胸腺の輝度は肺と大きく変わらないので，胸腺の存在に気づかないことも多い．しかしながら，不意に普段見慣れてない像を発見すると，あたかも異常像と捉えてしまう．図33は3VVの断面である．血管の前面に肺とは違う腫瘍像があるのがわかる．これが胸腺である．胎児〜小児期の胸腺は成人と比べて大きく，胎児の発育中および出生後早期に最も活発に働く．胸腺は子宮内で急速に成長し，健康な新生児では胸部X線で容易に確認され，10歳で最大に達した後は何年もかけて徐々に退縮する．

（松岡　隆）

【文献】

1) ISUOG Practice Guidelines (updated): sonographic screening examination of the fetal heart. Ultrasound Obstet Gynecol 41 : 348-359, 2013

4 大動脈と肺動脈がらせん状に走行

a．大動脈と肺動脈が確認できない場合

心室との連続性を考えながら，心室流出路から大動脈と肺動脈の描出を心がける（図5および超音波形態異常スクリーニングp52〜54, p80, p88）．また，矢状断での観察にあたっては，図6の手

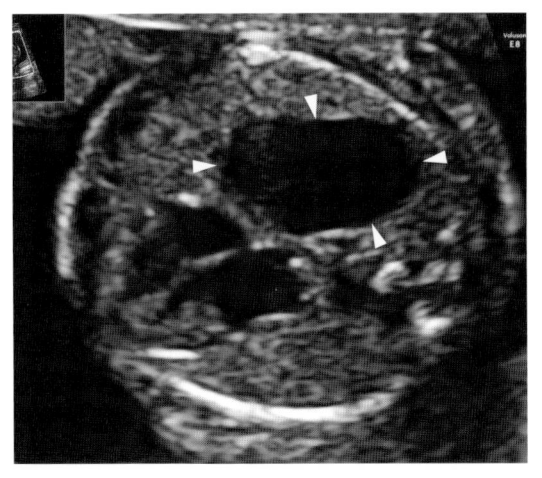

図 26　CCAM type Ⅰ
嚢胞の大きさは 2〜10cm である.

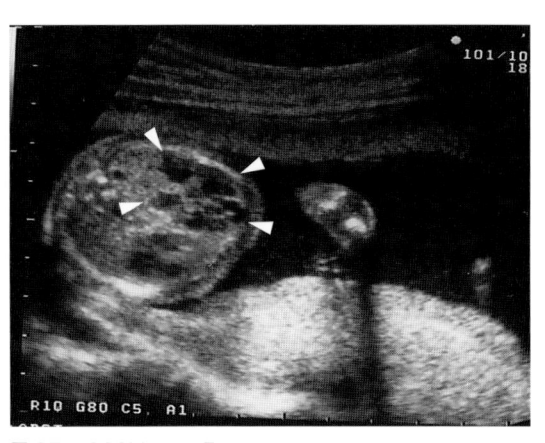

図 27　CCAM type Ⅱ
嚢胞の大きさは観察はされるが　2cm 未満である．合併奇形に注意する．矢頭で囲まれた部分が CCAM である．

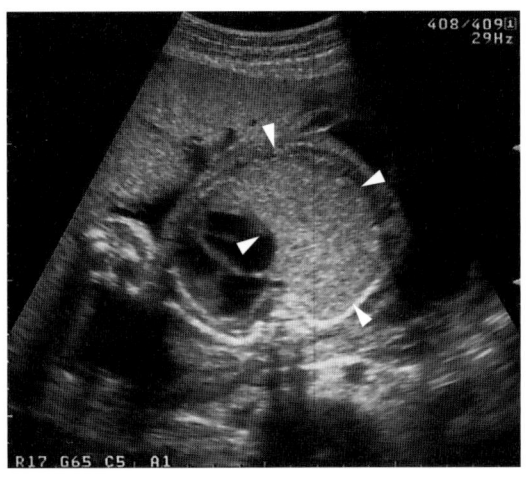

図 28　CCAM type Ⅲ
Type Ⅲは嚢胞が小さく，高輝度の充実性腫瘍として観察され，縦隔偏位や胎児水腫を引き起こすことが多い．矢頭で囲まれた部分が CCAM である．心臓は右に大きく偏位している．

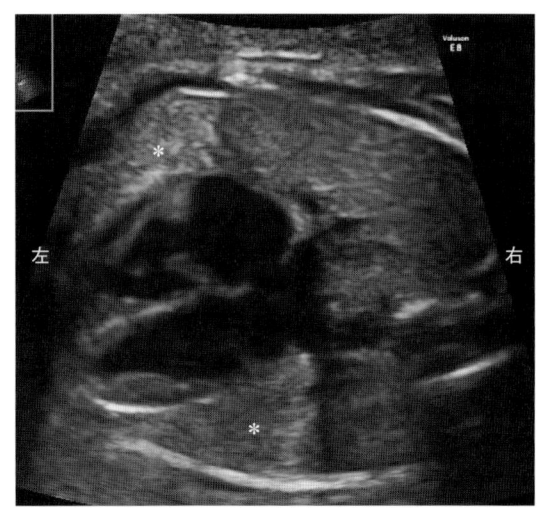

図 29　肺内の腫瘤？
肺の中に輝度の高い腫瘍のような像（＊）がある．しかし，肋骨の音響陰影でそれ以外の部分が暗く写っているだけで，肋骨のすきまから観察するようにすれば肺全体が同じ輝度であり，腫瘤は存在しないことが確認できる．

表 1　CCAM Stocker 分類

	Ⅰ類	Ⅱ類	Ⅲ類
頻度	50%	40%	10%
Cyst の大きさ	2〜10cm	1〜2cm 未満	Cyst（−）
Cyst の数	1〜4 個	多数	0
合併奇形	少ない	多い	少ない
予後	良好	合併奇形の重症度に依存	不良

Stocker 分類：CCAM は嚢胞の大きさにより type Ⅰ〜Ⅲに分類される．

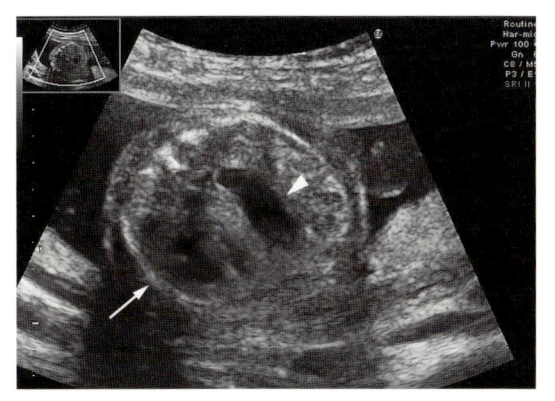

図30 左横隔膜ヘルニア
胃胞（矢頭）が胸腔内に脱出し，心臓を右側（矢印）に圧排している．経時的に観察を行うと，この胸腔内の囊胞は蠕動運動をしており，胃胞とわかる．よって，診断は左横隔膜ヘルニアである．

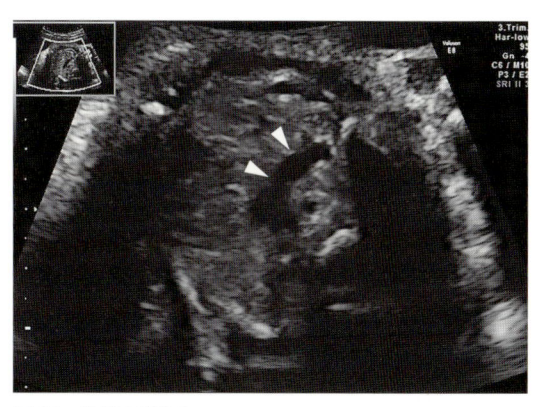

図31 胸腔内囊胞？
胸腔内に楕円形の囊胞像がみえる（矢頭）．囊胞性病変と思われがちだが，これは無名静脈であり，左上大静脈が右上大静脈に繋がる血管の像である．通常の観察断面では出てこない像であるため，見慣れないと異常像にみえてしまう．

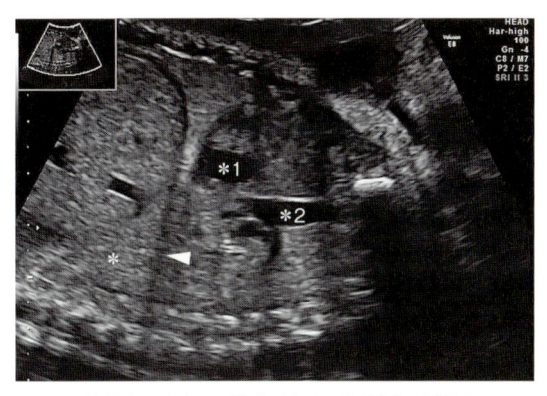

図32 胸腔内の囊胞？ 肺分画症？ 胸腹部の縦断層
胸腔内に2つの囊胞（*1，*2）があるように見えるが，心臓（*1）と脈管（*2）である．矢頭の部分に境界面がみえ，その左側（*）があたかも少し輝度の高い腫瘍（肺分画症？）のようにみえる．しかし，よくみると，横隔膜による音響効果によりあたかも腫瘍のようにみえる偽陽性所見であることがわかる．つまり，アーチファクトにより異常像と捉えた，実は正常の画像である．

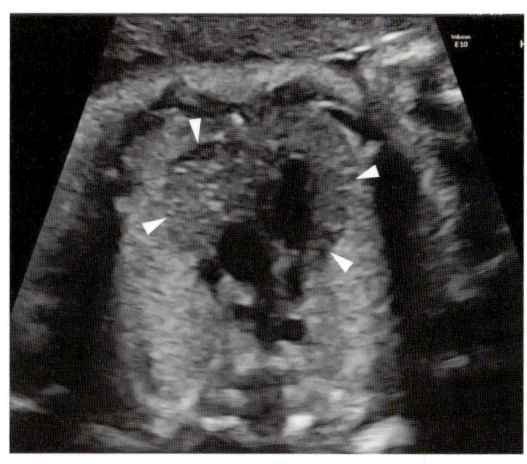

図33 胸腔内腫瘍？正常胸腺
胸腔内水平断面の3VVの像である．血管と前胸壁の間に肺とは違うエコー輝度の腫瘤像（矢頭）が認められる．これは音響陰影などのアーチファクトではなく腫瘤であり，胎児の正常胸腺像である．

図34 大血管転位
心室流出路像において，両大血管起始部（*）は同一平面で観察される（a：B-mode，b：カラードプラ法）．

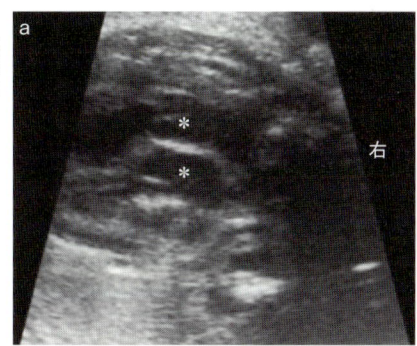

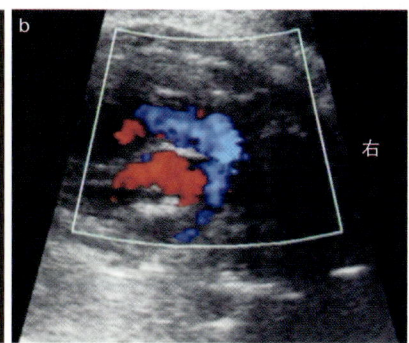

D．胸部 53

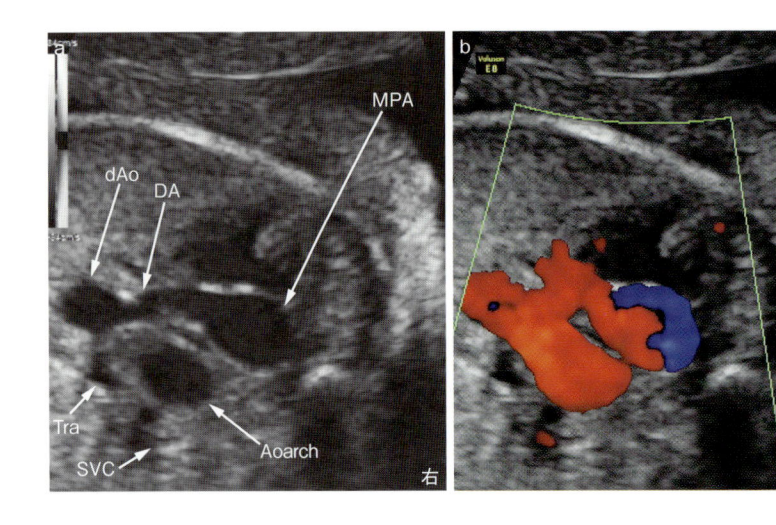

図35 肺動脈弁閉鎖
動脈管を介して大動脈から逆向性血流を受けるため，やや拡張した主肺動脈には乱流が観察される（a：B-mode，b：カラードプラ法）．MPA：主肺動脈．Aoarch：大動脈弓．dAo：下行大動脈．DA：動脈管．SVC：上大静脈．Tra：気管．

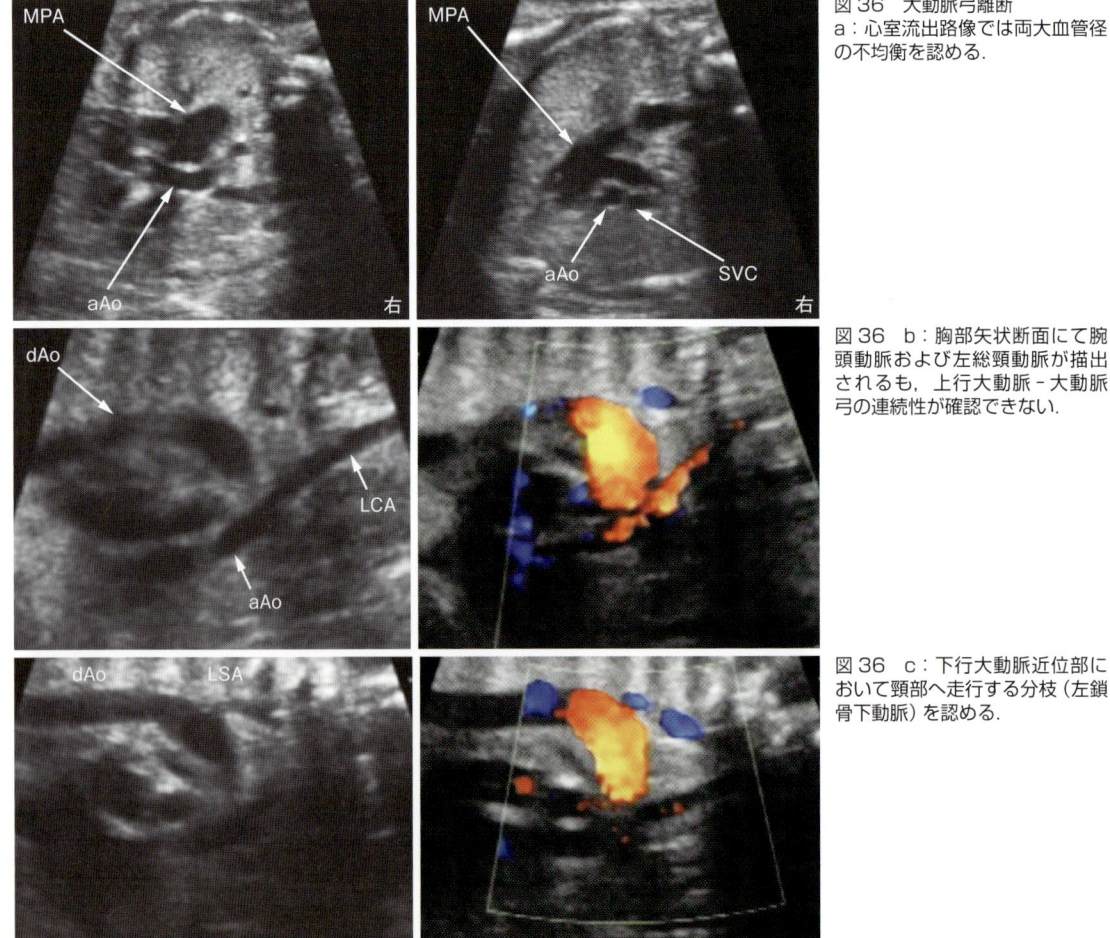

図36 大動脈弓離断
a：心室流出路像では両大血管径の不均衡を認める．

図36 b：胸部矢状断面にて腕頭動脈および左総頸動脈が描出されるも，上行大動脈‐大動脈弓の連続性が確認できない．

図36 c：下行大動脈近位部において頸部へ走行する分枝（左鎖骨下動脈）を認める．

MPA：主肺動脈．aAo：上行大動脈．dAo：下行大動脈．SVC：上大静脈．LCA：左総頸動脈．LSA：左鎖骨下動脈．（文献4より）

図37 肺動脈閉鎖を伴うファロー四徴症類縁疾患
a：大動脈（Ao）が左心室（LV）と右心室（RV）の両方にまたがっている（大動脈騎乗）ようにみえるが，正確には大動脈右室起始である．
b：右心室（RV）からの血流と左心室（LV）から心室中隔を通ってくる血流（矢印）が合流して大動脈（Ao）に流入する．
c：dで示すように，動脈血は大動脈（Ao）から動脈管（DA）を逆行して左肺動脈（LPA）と右肺動脈（RPA）に流れていく．本来あるべき主肺動脈（MPA）の血流は認めない．

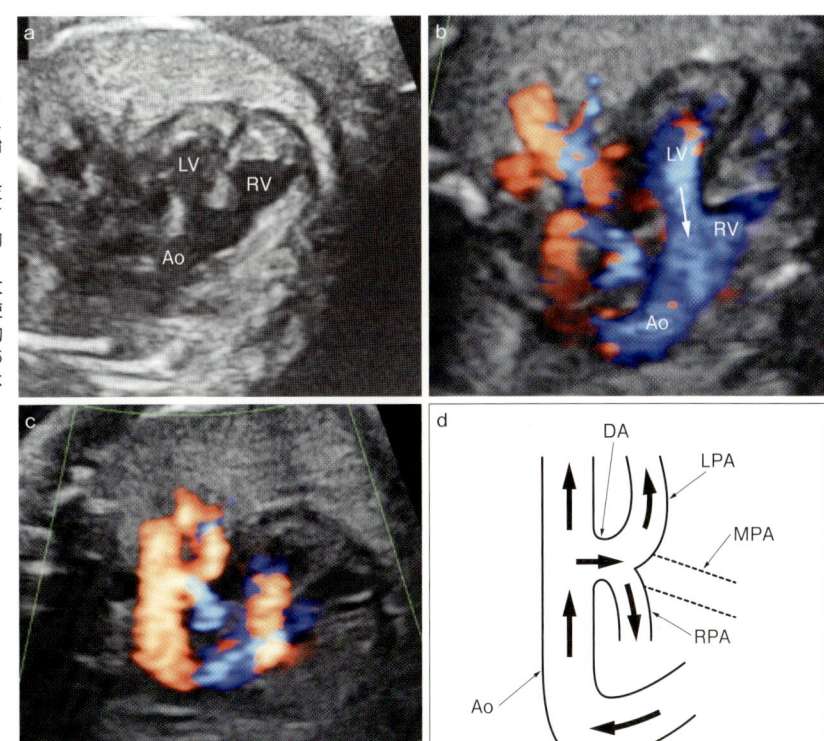

順でプローブ位置を調整する．

b. 大動脈と肺動脈が平行に走行しているようにみえた場合

心室流出路像で両大血管が並走している場合には，大血管転位や両大血管右室起始の可能性を考える（超音波形態異常スクリーニング p64）．大血管転位では，大動脈弁および肺動脈弁が同一断面で描出されることが特徴である（図34および超音波形態異常スクリーニング p34）．

5 大動脈と肺動脈の太さがほぼ同じ

a. 肺動脈が太くみえた場合

肺動脈が太くみえる場合，肺動脈拡張もしくは大動脈低形成の病態が推定される．肺動脈拡張の病因としては，動脈管早期閉鎖（図9）および肺動脈弁狭窄（超音波形態異常スクリーニング p64）が代表例である．また，肺動脈弁閉鎖症例においても弁直上の肺動脈が拡張像を示すことがある（図35）．

一方，大動脈低形成の病因としては，大動脈弓離断（図36および超音波形態異常スクリーニング p97），胎生期初期の大動脈閉鎖および左心低形成症候群（超音波形態異常スクリーニング p63）が挙げられる．大動脈縮窄は大動脈峡部（左鎖骨下動脈と動脈管合流部の間）部分の低形成のことが多い．

b. 大動脈が太くみえた場合

大動脈が太くみえる場合，主に肺動脈低形成の病態が推定される．本病態の代表例はファロー四徴症である．肺動脈閉鎖を伴う場合，肺への血流は動脈管に依存している（図37）．

（宮越　敬）

【文献】

1) Carvalho JS, et al：ISUOG Practice Guidelines （updated）：sonographic screening examination of the fetal heart. Ultrasound Obstet Gynecol 41：348-359, 2013
2) 新居正基：胎児心エコー検査入門．超音波医学 42：457-473, 2014
3) 胎児心エコー検査ガイドライン作成委員会編：胎児心エコーガイドライン．日小循誌 22：591-613, 2006
4) 宮越　敬他：大動脈弓離断の出生前心臓超音波像．超音波医学 38：489-491, 2011

第3章　妊娠中期後期

E. 腹部

■ 正常像

腹部の横断像は胎児の推定体重を計測する際に必ず撮影する断面である．腹囲計測の断面には左には胃胞があり，両側上端には白いラインの入った副腎の一部が確認され，腹部前方には臍帯静脈の一部が入る（図1a）．胃胞の背側には肋骨との間にスペースがあり，通常脾臓が存在することを意識する．

腹囲の断面からやや下方に水平移動すると，両側の腎臓が描出される（図1b）．そこで腎盂の拡張を認めないことを確認し，さらに腸管を観察しながら体幹の一番下方に認める膀胱を確認し，膀胱の左右を囲むようにして臍帯動脈2本が流出していくことを確認する（図1c）．

1 胃胞は左側

胃胞のサイズや位置の異常は多くの情報を含み，以下に挙げるような鑑別診断を挙げて鑑別する．

a. 胃胞が左側にみえない場合

胃胞の位置異常なのか，実際胃胞が確認できないのかをまず鑑別する．位置異常としては，横隔膜ヘルニア（図2a, b）や横隔膜弛緩症のように胃胞が通常の腹腔内ではなく胸腔内に確認されたり，巨大臍帯ヘルニアのヘルニア嚢の中に存在したり，錯位に伴う位置異常であったりとさまざまである．胃胞が確認できない場合は，食道閉鎖のように胃袋までの消化管通過障害のために羊水が胃に溜まらない状態（図2c）を考慮する．

b. 胃胞が右側にみえた場合（図3a）[1]

胃胞が右側にみえるということは胎児の内臓逆位や錯位を考える．逆位 mirror image の場合，通常あるべき場所とは反対側に各臓器を認めるものの，大きな合併奇形を認めないことが多い．

錯位には右側相同と左側相同があり，胃胞と心軸の向きが通常とは異なる（胃胞が必ずしも右側にあるわけではない）．また対称肝であることが多い．図3aに示すように右側相同と左側相同における特徴がある．超音波上では描出が難しいものの，心房形態や肺葉の数はそれぞれ特徴的といわれている．

右側相同（図3b）：無脾症候群であることが多く，脾臓がないことから胃胞が通常より背側に確

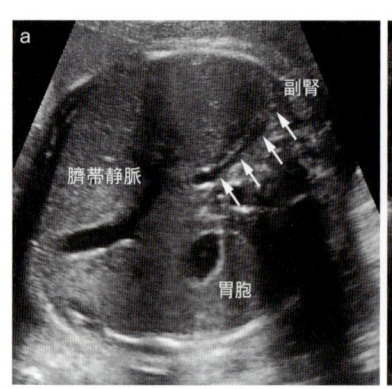

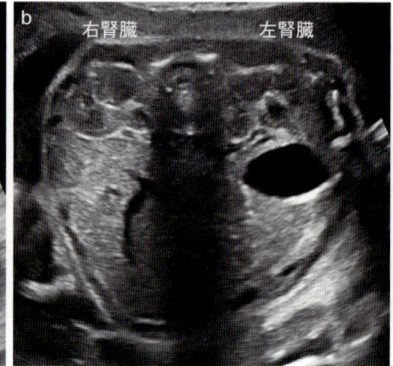

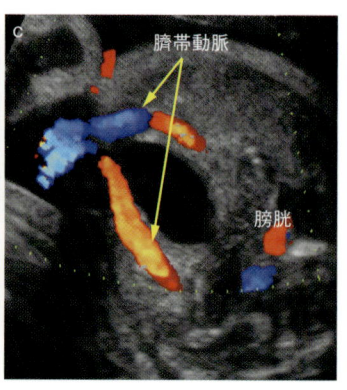

図1　正常胎児腹部横断面
両側の肋骨がきれいに描出される腹囲計測の断面では左に胃胞，副腎の白いライン，臍帯静脈の一部が同時に確認できる(a)．やや尾側に下ろすと，両側の腎臓が確認される(b)．さらに尾側に水平に下ろしていくと，膀胱が描出され，カラードプラにより臍帯動脈が2本存在することも確認できる(c)．

図2　胃胞が左側にみえない
a, b：横隔膜ヘルニア．腹囲の断面において，通常の位置に胃胞が確認できず（a），頭側に水平移動して胸腔内を確認すると，右に軸偏移した心臓と左胸腔内を占拠した胃胞を含む腹腔内臓器が確認される（b）．c：食道閉鎖A型．通常の位置に胃胞が確認されず，羊水過多も併発している（病型分類は図4参照）．

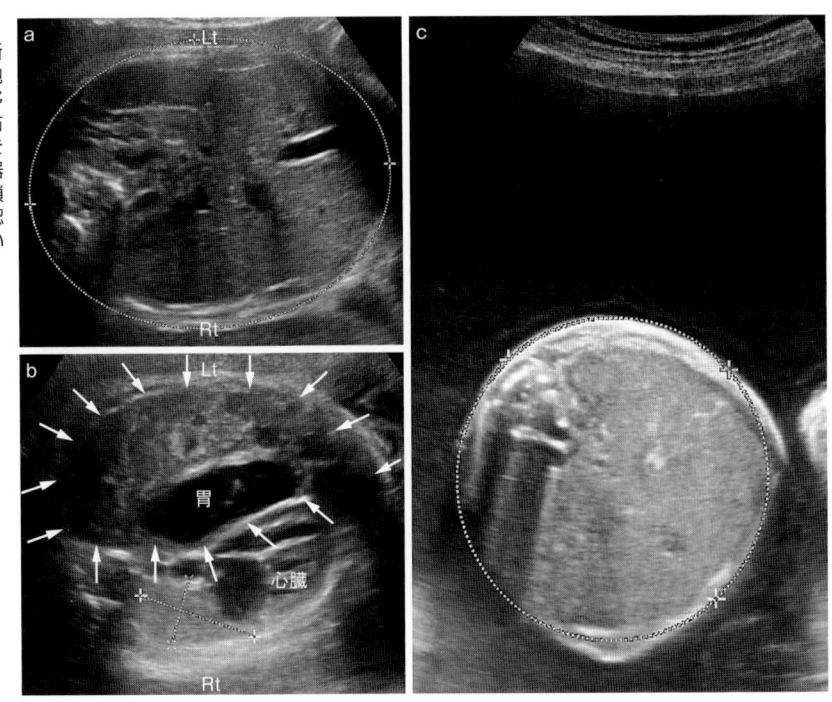

認される．下大静脈は心房に通常通り流入する．心内構造は複雑奇形を伴うことが多く，バリエーションも多彩である．Limら[2)]は右側相同に多くみられる心内構造異常をまとめている（図3a）．

左側相同（図3c）：多脾症候群であることが多いが，多脾を超音波で確認することは困難である．下大静脈が直接心房に流入せず，無名静脈から上大静脈を通して心房に流入するのが特徴的である．そのため超音波像として，下大静脈と下行大動脈が並走して描出される（図3c）．心内構造奇形の頻度は右側相同よりも低いが，心伝導系に異常を示すことがあり，胎児徐脈の原因となる．

c. 胃胞が異常に小さくみえた場合

胃胞が小さく確認された場合はスキャンの間に何度か確認し，場合によっては数日後に再度評価を行い，たまたま小さく確認されているのか評価する．また，同時に羊水過多を併発していないかどうかも診断のヒントとなる．

食道閉鎖（図4）：食道閉鎖で最も発生頻度が高いtype C（約80%）の場合には，シェーマに示されるように気管との交通を認めるため，胃胞は存在するものの，通常そのサイズは小さい．羊水過多を伴うことが大きなヒントとなる．

d. 胃胞内にsludge様エコーがみえた場合（図5）

胃胞内に羊水腔内にみえるsludgeが沈殿してみえても，細胞成分沈渣が確認されているだけで特に異常所見ではない．

2 胃，膀胱，胆嚢以外に囊胞を認めない

先に示した腹部横断面から少しずらすことで臍帯静脈の右側に胆嚢が確認できる（図6）．横断面では臍帯静脈と似ているようにみえるが，その位置関係とカラードプラを用いることで容易に識別できる（胆嚢は色がつかない）．

a. 胃，膀胱，胆嚢以外に囊胞のようなものがみえた場合

まず囊胞が確認されるのが腹腔内なのか，後腹膜腔なのかを鑑別する．鑑別を行う際，通常確認される腎臓，副腎，肝臓，膀胱との位置関係をヒントに発生部位を推定する．

十二指腸閉鎖（図7）：胃胞の近くに確認される囊胞像で，胃胞との連続性を確認することができる．輪状膵が原因となっていることもある．通常，羊水過多を示す．21トリソミーとの関連性があることを念頭に置く．

重複腸管（図8）：腹腔内に確認される囊胞像で，蠕動運動を認めることで鑑別できる．

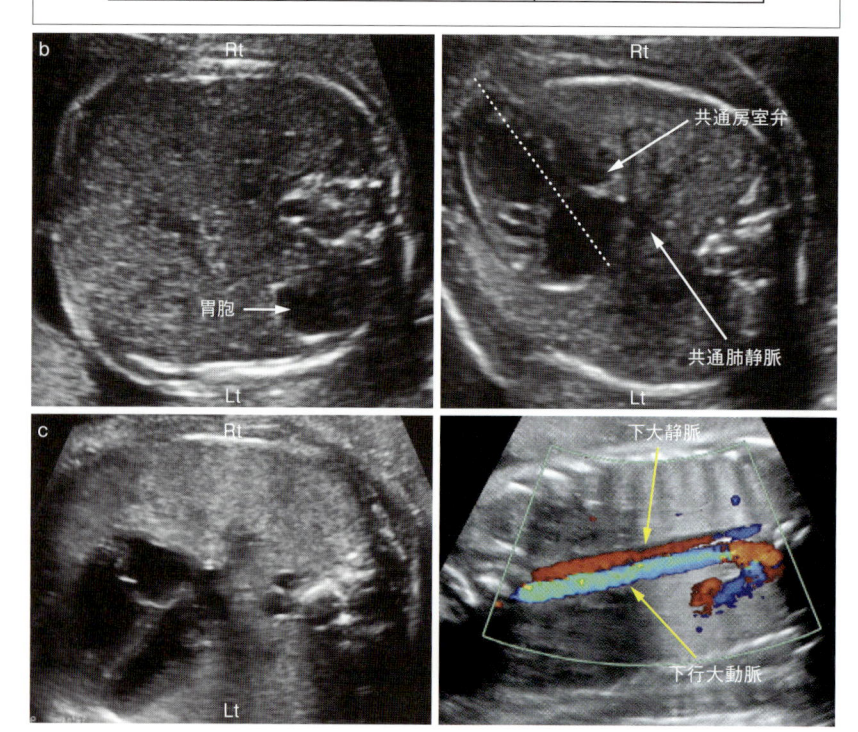

図3a 胃胞と心軸の位置が違う．右側相同は形態的に両側右心房であり，左側相同では両側左心房の形態学的特徴を持つ．また右側相同では両側3肺葉，左側相同では2肺葉である．心内構造異常についても，それぞれに特徴がある（文献2より）．b：右側相同：胃胞は左側に確認されたが，通常よりも後方にあり，無脾症候群の可能性が高い．心軸は右側にあり，心臓にも複雑心奇形が確認される．c：左側相同：胃胞が右側，心軸が左側に確認された．下大静脈は心房に直接流入せず，下行大動脈と並走して上行し，無名静脈に流入することが多い．

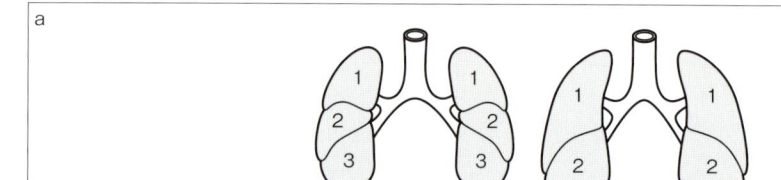

	右側相同	左側相同
房室中隔欠損症	90%	56%
肺動脈狭窄	91%	37%
総肺静脈還流異常	73%	13%
下大静脈離断	3%	93%
完全房室ブロック	0%	13%
大動脈狭窄	6%	33%

胎児卵巣囊腫（図9）：女児であり，膀胱の近くに囊胞像として確認された場合の鑑別として重要である（図9a）．時に5cm以上に腫大した場合，捻転のリスクがあり，捻転を起こすと囊胞内の性状が変化してみえる（図9b）．

巨大囊胞性胎便性腹膜炎（GCMP：図10）：胎便性腹膜炎は消化管穿孔が生じ，消化管酵素が漏出することで無菌性の炎症が生じ，腹水をきたす．腸管は高輝度に描出される．経過とともに臨床像が変化することがあり，巨大な囊胞を形成したものが giant cystic meconium peritonitis (GCMP) といわれる．GCMPの囊胞は不整であり，壁が高輝度に描出される．

b．胆囊がみえない場合，胆囊が異常に大きくみえた場合

胆管拡張症あるいは胆道閉鎖症：肝門部の腫瘤で，腫瘤の頭側に肝臓の血管が描出され，腫瘤の左側に臍帯静脈が描出される．胆管としてのつながりが角のように確認できる．胆囊との位置関係

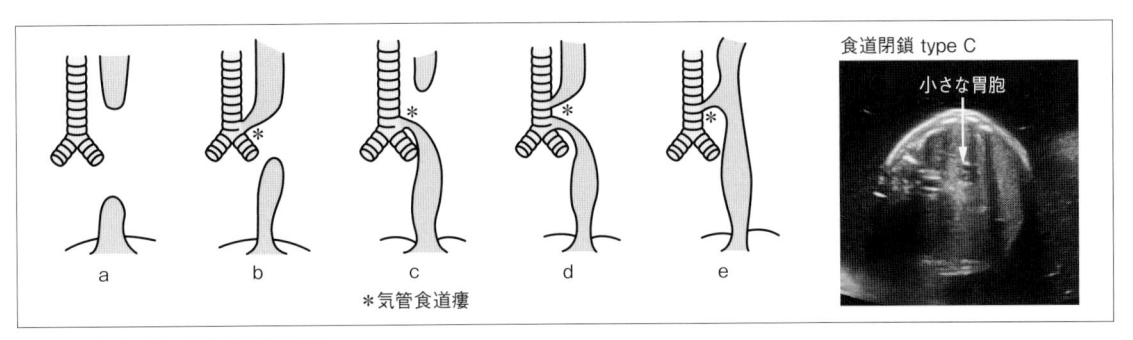

図4 胃胞が異常に小さくみえた場合
食道閉鎖の病型分類（日本小児外科学会ホームページより）．C型であった場合，気管との瘻孔により，小さな胃胞が確認できることが多い．羊水過多が重要な所見となる．

を確認できることもあるが，腫瘤が増大してくると胆嚢は同定できない（図11）．

c. 腸が異常に拡張しているようにみえた場合
（図12）

腸管が異常に拡張して，腹部横断面で多囊胞にみえた場合には小腸閉鎖を考える．また，囊胞には亢進した蠕動運動が確認できる．小腸閉鎖には空腸閉鎖（図12a）と回腸閉鎖（図12b）があり，超音波上で鑑別することが困難なことも多いが，肛門側にいくほど，より大きな囊胞を認める．また口側に近い場合，羊水過多も認めやすい．

d. 腎臓にたくさんの囊胞があるようにみえた場合

腎臓の実質に大小不同の囊胞を多数確認した際は多囊胞性異形成腎 multicystic dysplastic kidney (MCDK) を疑う（図13a）．MCDKは発生の段階で線維筋組織が原始集合管を取り巻き，無機能腎となる．片側性の場合には健側の腎臓の働きに問題がなければ，羊水量も正常である．両側性の場合には尿の産生ができず，羊水過少となる．

図13bのように，両側の腎臓の中に多数の囊胞があるようにみえることがある．しかし，囊胞のようにみえるものは腎盂を取り囲むように規則的に配列されており，羊水量も正常である．これは，胎児腎臓の正常な構造である．

多発性囊胞腎 polycystic kidney disease (PKD) は，囊胞という言葉がついているが，各囊胞は非常に小さいため，超音波像としては黒い囊胞としてではなく，腎臓全体がスポンジのように腫大し高輝度（白く）にみえる（超音波胎児異常スクリーニング p76 参照）．

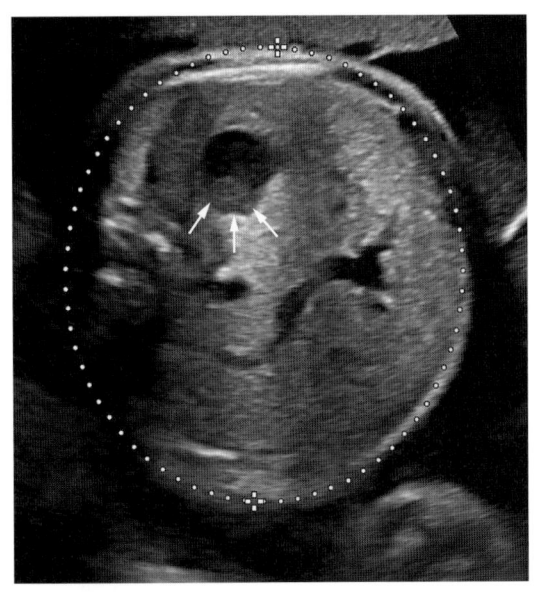

図5 胃胞内の sludge 様像
羊水内の細胞成分沈渣が胃胞内に確認されることがあるが，異常所見ではない．

e. 腎盂が拡張しているようにみえた場合（図14）

妊娠週数にかかわらず，腎盂前後径が10mmを超えた場合に腎盂拡張として精査が必要である．多くは片側性で，その中でも一番原因として多いのが腎盂尿管移行部狭窄（図14a）である．水腎症の程度は出生後同様に grade 分類することができる（表1）．水腎症の Grade 4（図14b）になると，腎臓の正常組織がはっきり確認できず，単純性囊胞としてみえるため，鑑別が困難なこともある．両側性に腎盂拡張を認めた際には膀胱尿管逆流現象（図14c）である可能性が高い．

f. 腎臓周囲に腫瘤性病変がみえた場合（図15）

正常な腎臓が確認されたうえで，腎臓の直上に

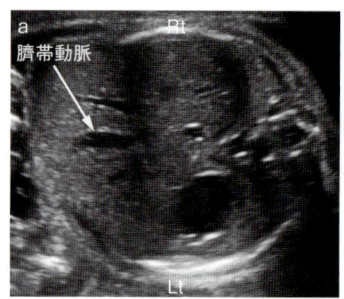

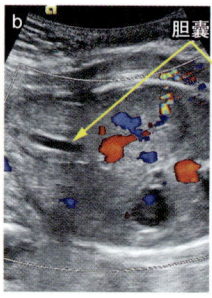

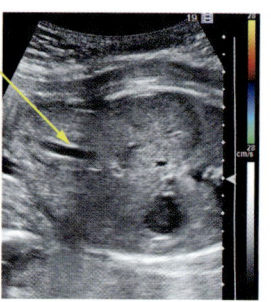

図6 正常な胆嚢，臍帯静脈，胃胞の位置関係
正常な腹部横断面の臍帯静脈をaに示すが，臍帯静脈のやや右側に同様な形状の胆嚢を確認できる(b)．カラードプラを用いると，臍帯静脈には血流を示す色がつくが，胆嚢には色がつかない．

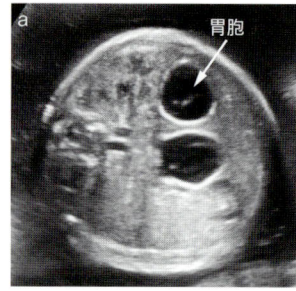

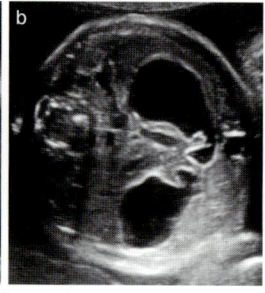

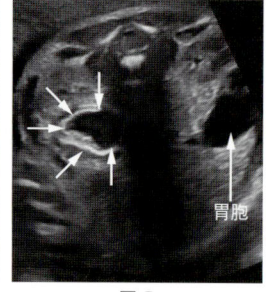

図7 胃，膀胱，胆嚢以外に嚢胞のようなものがみえた場合
十二指腸閉鎖．a：胃胞と異なる囊胞がみえる(double cyst sign)．b：断面を変えていくと，胃胞と嚢胞が連続していることが確認される．

図8 胃，膀胱，胆嚢以外に嚢胞のようなものがみえた場合
重複腸管：腹腔内に確認される嚢胞像で，蠕動運動が確認されることもある．

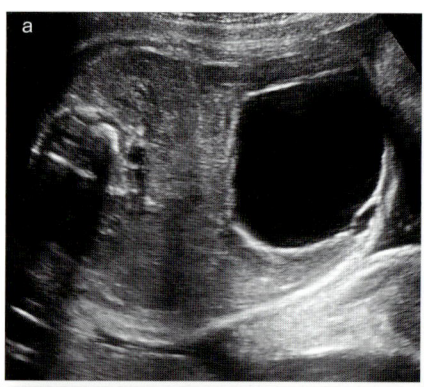

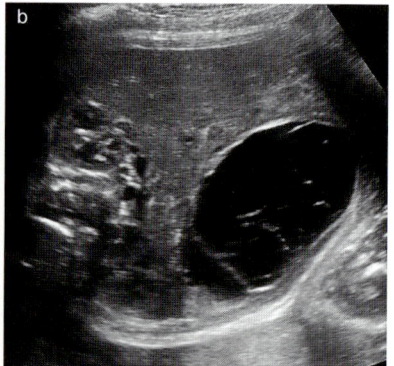

図9 胃，膀胱，胆嚢以外に嚢胞のようなものがみえた場合
胎児卵巣囊腫：女児で，膀胱近辺の囊胞像として描出される(a)．捻転を起こすと，囊胞の性状が変化する(b)．

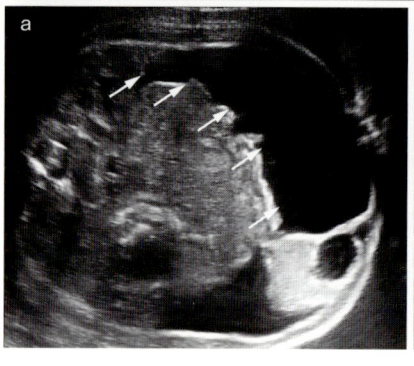

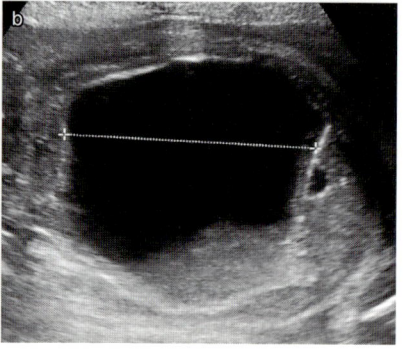

図10 胃，膀胱，胆嚢以外に嚢胞のようなものがみえた場合
胎便性腹膜炎では最初腹水と高輝度な腸管像で確認される(a)．腹水が進行することで，巨大な嚢胞(GCMP)を形成することがある(b)．

確認される腫瘍性病変としては副腎出血や副腎腫瘍を考える．超音波所見のみで両者を鑑別することは困難である．副腎の病変では正常な副腎を確認することができず，腫瘍性病変に置き換わっている．

3 腹壁（臍部）から臓器の脱出を認めない

a. 腹壁から何か飛び出しているようにみえた場合（図16）

腹壁破裂：腹壁破裂の多くは臍帯の付着部右側より起こっている．胎生28～33日に生じる右側

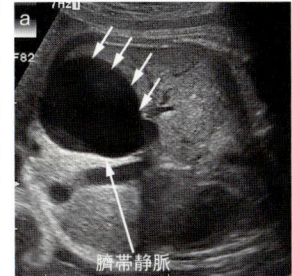

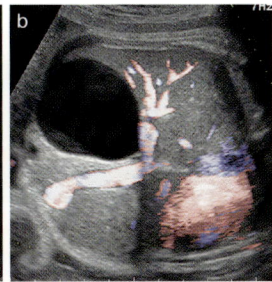

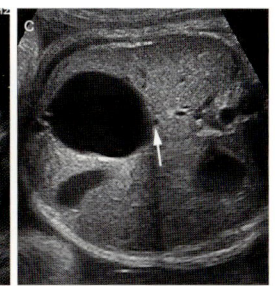

図11 胆嚢がみえない場合，胆嚢が異常に大きくみえた場合
胆管拡張症：肝臓内に確認される単純性嚢胞で，臍帯静脈より右側に描出される（a）．肝内の血管よりやや尾側に存在する（b）．胆管のつながりを思わせる角のような像が確認される（cの矢印）

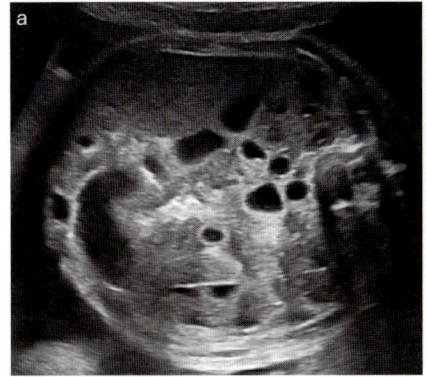

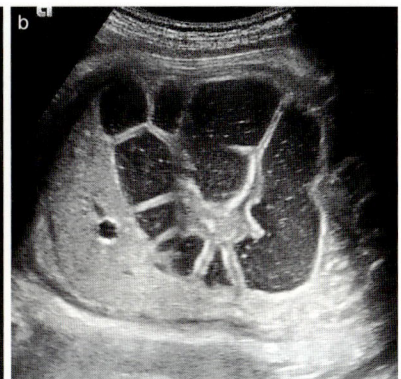

図12 腸が異常に拡張しているようにみえた場合
空腸閉鎖（a）の場合には大小不同の多嚢胞像として描出され，腸管の蠕動運動は亢進していることが多いため，嚢胞に蠕動を認める．回腸閉鎖（b）では拡張した腸管が腹腔内を占拠している像が描出される．

図13 腎臓にたくさんの嚢胞があるようにみえた場合
a：MCDK：腎臓の位置に大小不同の嚢胞が確認される．片側性であれば，羊水量は正常である．
b：胎児の正常な腎臓の縦断面（妊娠30週）：一見すると腎臓の中に多数の嚢胞があるようにみえるが，嚢胞のように内部が無エコー（真っ黒くみえる）ではなく，腎盂を取り囲むように規則的に配列している．

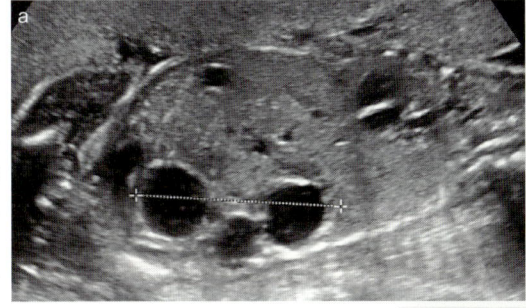

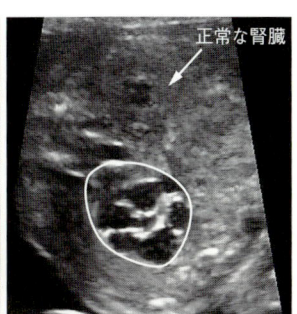

臍帯静脈の取り込みに異常が起きることで生じる先天性の異常であり，腹壁から羊水腔に浮遊する腸管を確認することで診断できる（図16a）．腸管が一塊となってみえる場合には臍帯ヘルニアとの鑑別が難しいことがある．先に述べた臍帯との位置関係が，その鑑別に有用である．妊娠後半期では腸管の拡張（図16b）を認めることが多く，出生後の予後との関連があるとの報告もある．

臍帯ヘルニア：妊娠8～10週には生理的に臍帯ヘルニアを認めるが，それが妊娠12週を超えても収納されていない場合，診断に至る．臍帯のワルトンゼリーに包まれて，臍帯付着部より臓器の脱出を認める（図16c, d）．ヘルニア孔のサイズにより，脱出臓器は異なる．染色体異常や合併奇形の可能性もあり，精査を要する．

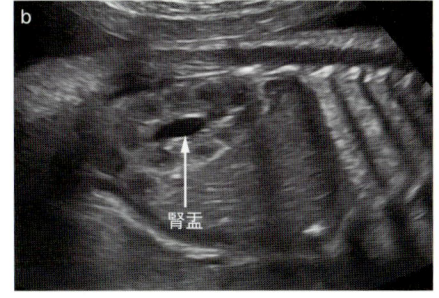

4 その他

a. 腸の一部が拡張してみえた場合（図17a）

胎児の嚥下は妊娠16週には2～7mL/d，20週では16mL/dとなり，その結果として胎便が形

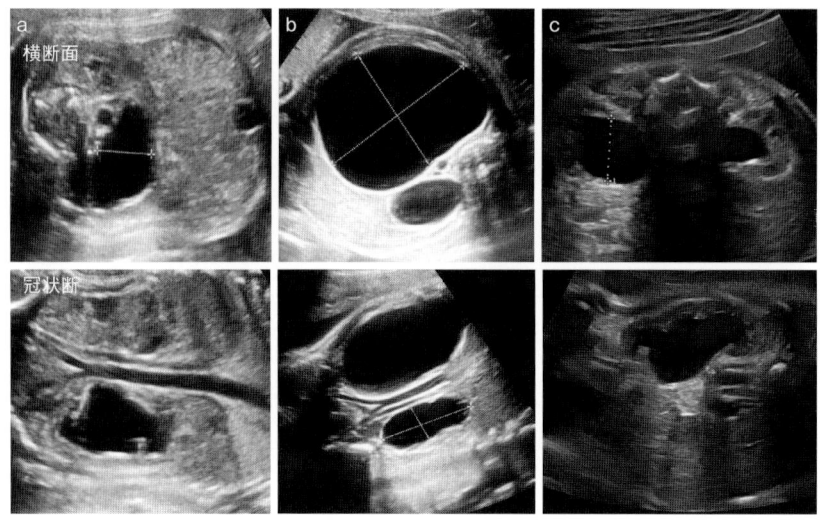

図14 腎盂が拡張しているようにみえた場合
腎盂拡張を認める疾患の横断面（上段）と冠状断（下段）を示す．
a：腎盂尿管移行部狭窄：片側性に腎盂腎杯が拡張している．b：水腎症（grade4）：正常な腎臓を確認することが難しく，巨大な単純性嚢胞のようにみえる．c：膀胱尿管逆流現象：両側性の腎盂拡張が描出される．

表1 水腎症のgrade分類

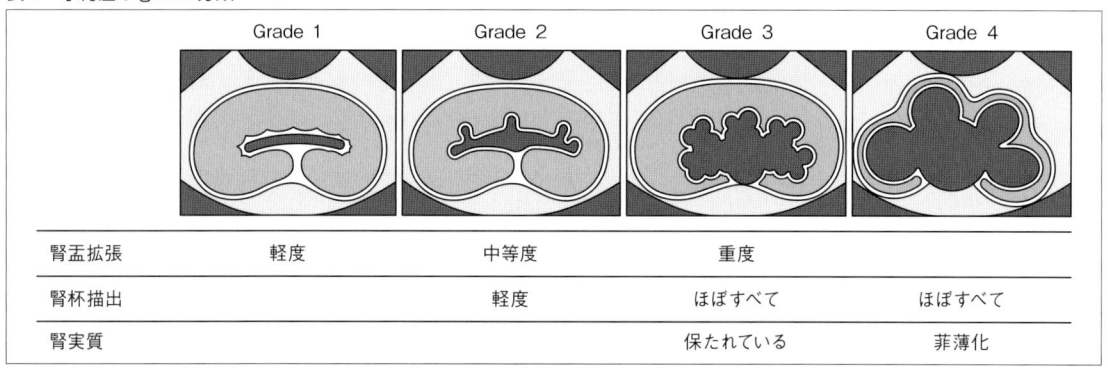

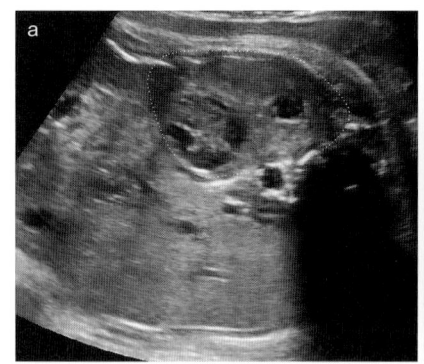

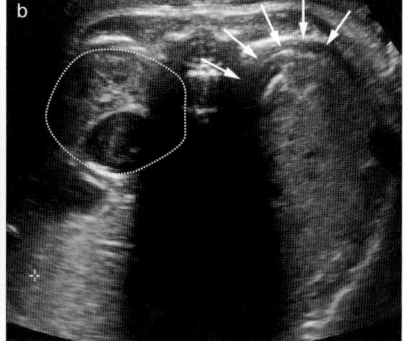

	Grade 1	Grade 2	Grade 3	Grade 4
腎盂拡張	軽度	中等度	重度	
腎杯描出		軽度	ほぼすべて	ほぼすべて
腎実質			保たれている	菲薄化

図15 腎臓周囲に腫瘤性病変がみえた場合
a：矢状断で腎臓の直上に点線で示された腫瘤性病変を認める．
b：対側の正常な副腎は矢印で示し，病側は正常な副腎は確認できず，腫瘤性病変を認める．

成される[3]．妊娠4～5ヵ月から胎便が貯留し始め，腸管蠕動運動が始まるのは妊娠20～25週頃といわれ，確実に腸管として認識されるのは妊娠25週以降といわれている[4]．妊娠後期に腸管が拡張してみえることはよくあるが，正常か異常かの判断に悩まされる．Zalelらにより正常腸管の基準値が示されたが，満期の胎児における正常な下行結腸のサイズは18mm以下であることを指標とする[5]．

b. 微量の腹水があるようにみえた場合（pseudo ascites：図17b）

腹部横断面において，肋骨下の部分にlow echo areaを認めることがある．あたかも少量の腹水

62　　第3章　妊娠中期後期

図16 腹壁（臍部）から臓器の脱出を認めない
腹壁破裂はヘルニア嚢に包まれないで腸管が羊水に浮遊することで確認される．臍帯の横から臓器の脱出が確認される（a）．妊娠後期になると，腸管の拡張像が目立つことがある（b）．臍帯ヘルニアはヘルニア嚢に包まれて，臍帯の刺入部がヘルニア孔となっている（c, d）．

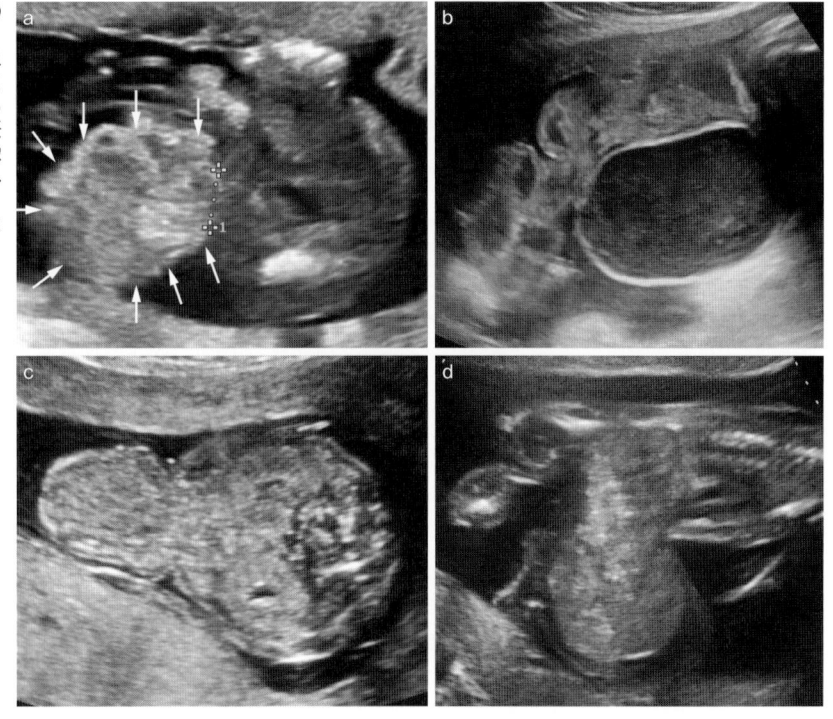

図17 その他
a：拡張腸管：腸管が一部拡張してみえることがあるものの，基本的に満期で18mm以下の腸管拡張は生理的範囲内と考える．
b：pseudo ascites：肋骨下のlow echo areaであるが，胎児の筋肉や脂肪の像と考えられている．c：音響陰影：肋骨による音響陰影によって，肝臓がlow echo areaとhigh echo areaにみえ，腫瘍のように誤認されることがある．

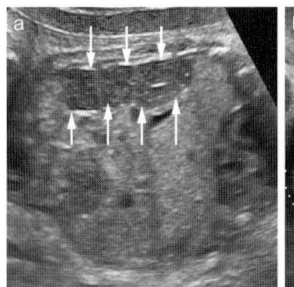

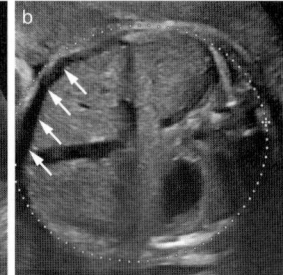

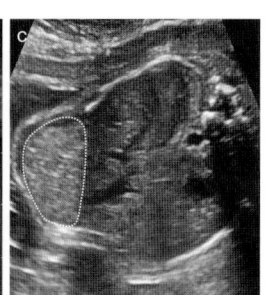

が貯留しているようにみえてしまうが，これは腹壁の筋層や脂肪層の像と考えられている[6]．真の腹水と鑑別するためには，sagittal viewとし，膀胱周囲や腸管の間に腹水がないかを確認する．

c. 肝臓の一部が他の部分より白くみえた場合
（図17c）

肋骨による音響陰影が帯状に伸び，その後方に存在する肝臓にlow echo areaとhigh echo areaに分かれてみえるようにしてしまうため，高輝度の腫瘍が存在するように誤認する．プローブを当てる角度を変えることで，アーチファクトなのかどうか評価できる．

（山本祐華）

【文献】
1) Anderson RH, et al：Paediatric Cardiology 3rd ed, Expert Consult. Churchill livingstone, London, 2009
2) Joyce SL Lim et al：Clinical features, management, and outcome of children with fetal and postnatal diagnoses of isomerism syndromes. Circulation 112：2454-2461, 2005
3) Pritchard JA：Fetal swallowing and amniotic fluid volume. Obstet Gynecol 28：606-610, 1966
4) Parulekar SG：Sonography of normal fetal bowel. J Ultrasound Med 10：211-220, 1991
5) Zalel Y, et al：In-utero development of the fetal colon and rectum：sonographic evaluation. Ultrasound Obstet Gynecol 21：161-164, 2003
6) Hashimoto BE, et al：Fetal pseudoascites：further anatomic observations. J Ultrasound Med 5：151-152, 1986

第3章　妊娠中期後期

F．脊柱・殿部

■ 正常像

　妊娠中期，後期における脊柱・殿部の観察では，脊髄髄膜瘤や仙尾部奇形腫などの腫瘍性病変のスクリーニングが胎児管理上重要である．しかし腫瘍性病変に関しては，羊水腔の存在下で条件のよいときは，そのものを観察できればよいので比較的容易である．ただし，脊髄髄膜瘤は水頭症で気づかれることも多く，逆に水頭症をみた場合には，念入りな脊髄髄膜瘤の検索が必要となる．髄膜瘤でも隆起性病変や大きなものは比較的診断が容易であるが，腫瘤部分が筋層に接していたりすると判別が難しいことも多い．そういうときには正常解剖からのアプローチが必要になるため，普段からそういう視点でスクリーニングを心がけるとよい．筆者は脊髄の観察では基本的に矢状断面で，① 脊髄を描出，② 棘突起の断面，③ 背中の皮膚の連続性を注意して観察するように心がけている．

　胎児精査のレベルになると，半椎体，側弯，髄膜瘤のレベル診断，骨系統疾患における骨形成，化骨化の程度などを評価している．

　脊椎の解剖では世界産婦人科超音波学会の脊椎，脊髄の観察に関するガイドラインが2007年に発表されている[1]．それによると，水平断面による脊椎骨の観察により，3ヵ所の化骨化中心（椎体，左右の横突起）を観察し，椎体の背側側のhypoechoicな部分の脊髄神経の観察ができるとしている．また矢状断面では脊髄神経の観察が可能で，その末端すなわち円錐体はL2レベルであるとしている（図1～5）．

1 脊髄髄膜瘤

　脊髄髄膜瘤は通常，水頭症と合併していることが多い．そのため，脊椎単独での診断はほとんどないのが実情である．しかし，児頭大横径biparietal diameter (BPD)測定断面での観察から水頭症のスクリーニングが比較的容易なことから，むしろ水頭症があった場合に，いかにして髄膜瘤の有無を診断するか，ということが重要となってくる．腫瘤性で膨隆が著明な場合には診断が容易となる（図6）．しかし，羊水腔が狭かったり，子宮筋層が背部に接している場合には見逃されやすい（図7）．そういうときには解剖に立ち返って，前述の脊椎，脊髄のスクリーニングを施行したり（図8），脊椎の3D画像に注目するとよい（図9）．特に矢状断面での脊髄神経の確認と皮膚の連続性に注目した観察はとても役に立つ（図10）．存在が確認された場合には，脊椎の高さと皮膚の断裂部分の観察からレベルの診断を行うことも可能になる．背側からの皮膚の連続性の観察のための移動スキャン（図11）においては図10のごとく髄膜瘤の上方からの超音波画像が得られる．そのとき，硬膜か露出した神経組織が観察される．一見，下腿の横断面の腓骨，頸骨が映った画像とよく似ているが，体幹のアライメントからは否定は容易であろう．

　図8に脊髄の観察から仙尾部の髄膜瘤ではなく，骨盤由来の嚢胞と診断した一例を示す．このように，脊髄そのものを確認することで疾患の正確な鑑別が可能となる．

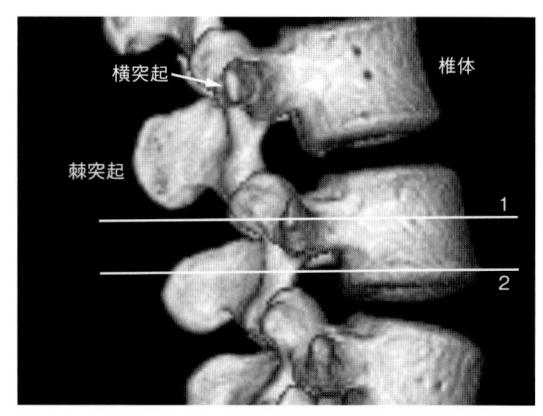

図1　成人の3D CTによる椎骨
1の断面でみると，左から椎弓板，横突起，椎体がみえている．2の断面でみると棘突起，椎体がみえてくる．

図2 椎体の骨化と高輝度エコーの位置関係

エコーのある水平断面でみえる胎児椎体の骨化の所見と解剖

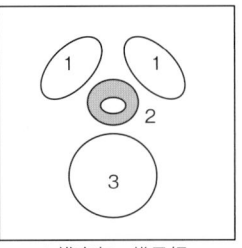

1 横突起，椎弓板
2 脊髄
3 椎体

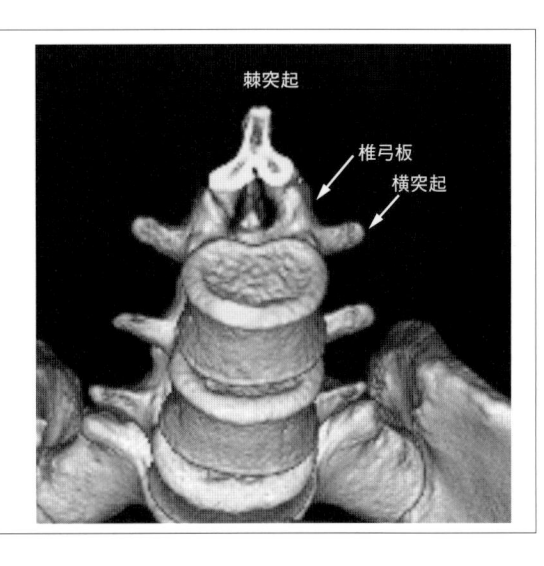

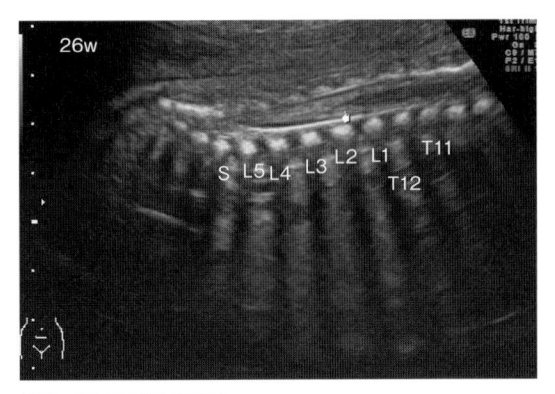

図3 脊髄と椎体の観察
下端は脊髄円錐でL2の高さで終わる．

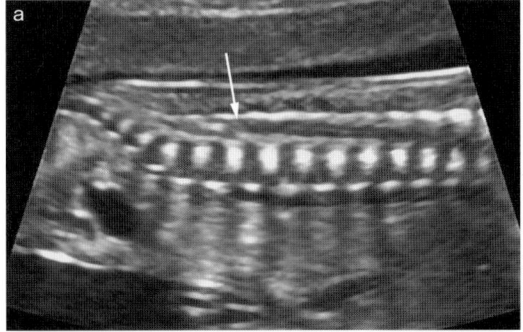

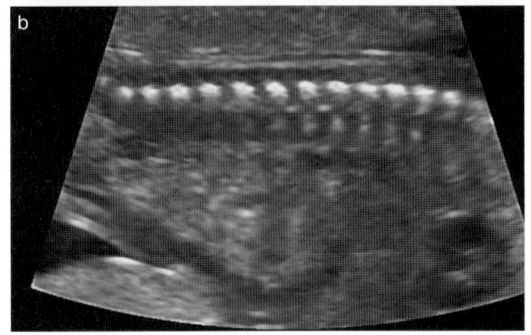

図4 正常脊椎の矢状断面像
妊娠17週．心臓モードでみた脊椎，脊髄の矢状断面．a：脊髄の観察断面．正中の脊髄がローエコーにみえている（矢印）．その下側に椎体がみえる．b：方向をずらして棘突起がみえる矢状断面での観察．脊髄とは同時にみえないことが多い．

2 仙尾部奇形腫

　仙尾部奇形腫（図12）はその増大の速度によっては胎児期に高心拍出性の心不全，貧血から胎児水腫，羊水過多をきたし，予後不良となる．同時にその胎児水腫の影響から胎盤浮腫を起こし，母体のミラー症候群をきたしうる．ミラー症候群は胸水，肝障害，貧血などから母体救命のために児の娩出をせざるをえないことがあるため，近年では急速増大するタイプには胎児治療による救命への模索が始まっている[2]．早期診断の必要性があるが，腫瘍の存在そのものはわかりやすい．しかし普段から胎児の殿部まで観察するようにしていないと容易に見逃されうるため，普段より脊椎，殿部に腫瘍性病変がないか，という視点でスクリーニングする必要がある．図8の仙尾部嚢胞と比較すると充実性で血管の造生などがあり，比較的充実性腫瘍の特徴を呈する．カラー，パルスドプラなどでのfeeding arteryの評価も可能である．

3 その他の疾患における脊椎の評価

　VACTER症候群では橈骨の異常，心奇形などに合併した複合奇形としての脊椎の異常が診断基

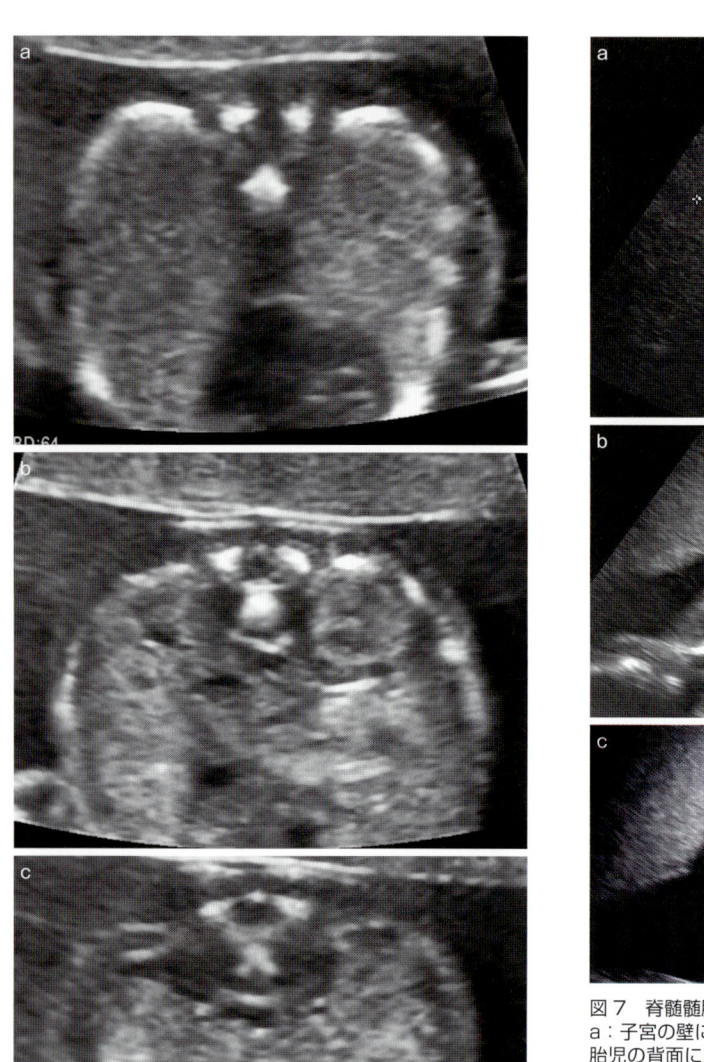

図5 胎児体幹の水平断面による脊椎の骨化の状況
妊娠17週．心臓モードでみた椎体の水平断面．a：心臓の高さ．b：腎臓の高さ．c：腰椎レベル．

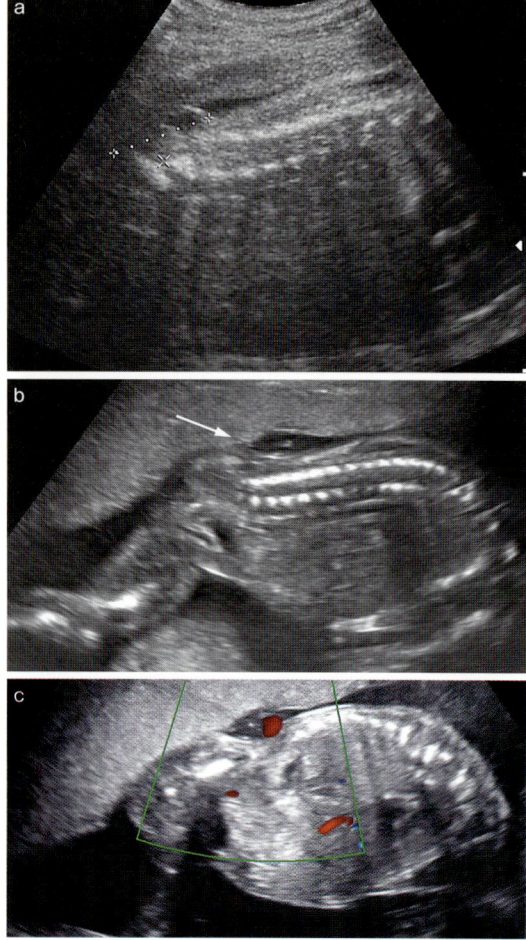

図7 脊髄髄膜瘤の矢状断面での診断
a：子宮の壁に接していて判別しにくい仙尾部脊髄髄膜瘤．b：胎児の背面に腫瘤像がある．c：カラードプラにて容易に臍帯と判明．

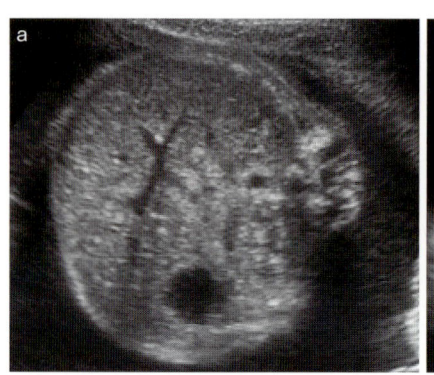

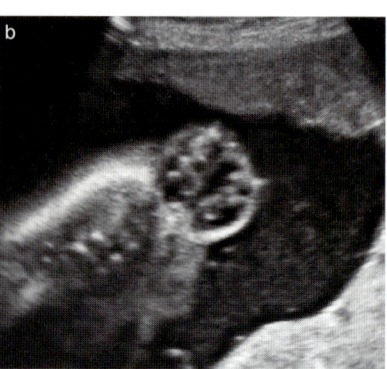

図6 脊髄髄膜瘤の観察
a：妊娠24週．比較的わかりやすい胸腰椎の脊髄髄膜瘤．b：妊娠18週．仙尾部の脊髄髄膜瘤．

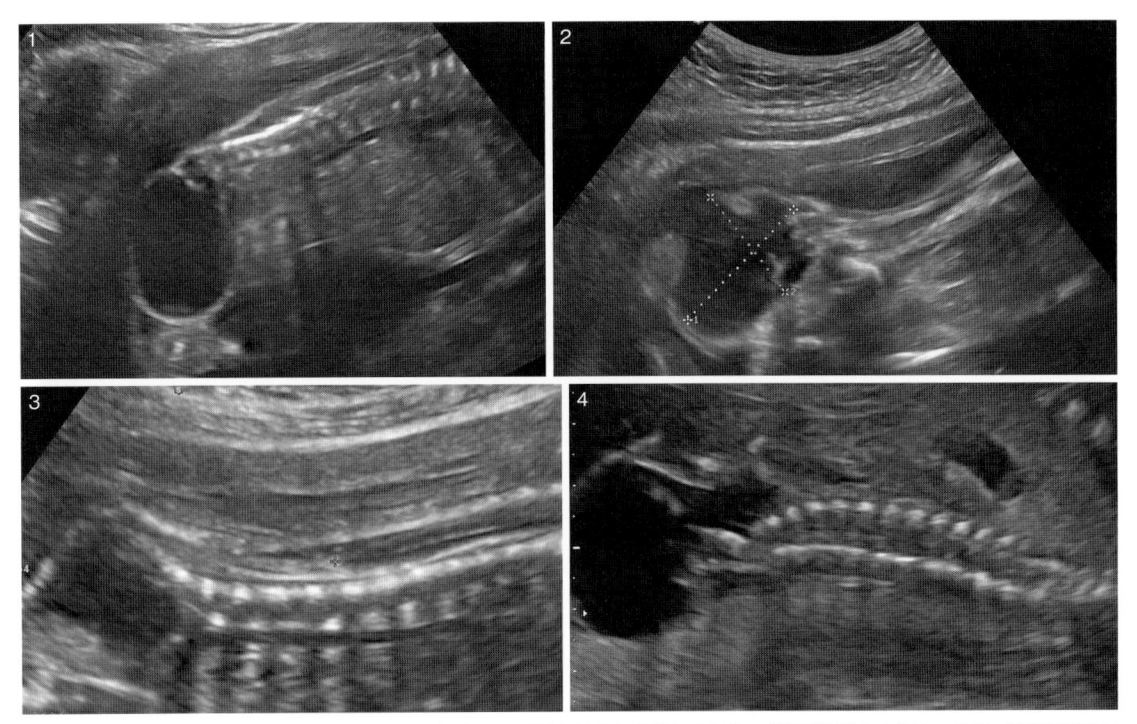

図8 妊娠19週での仙尾部腫瘍，脊髄髄膜瘤，奇形腫との鑑別が必要．妊娠19週にて仙尾部腫瘍にて紹介．脊椎，脊髄の観察を行うことで脊髄神経由来ではなく，骨盤内からの仙尾部嚢胞の診断となった一例．
1，2，3：矢状断面　4：水平断面に近い像

準に入っている（V：脊椎の異常，A：鎖肛など肛門の奇形，C：心奇形，TE：気管食道瘻，R：橈骨奇形および腎奇形）．半椎体や肋骨の異常などが観察される．確定診断が管理方針に影響する場合で，妊娠の後期であれば，骨の情報は胎児CTによる観察を行うとより正確に情報が得られる（図13）．

また低ホスファターゼ症などの骨系統疾患においては脊椎の所見は非常に大事である．たとえば酵素がたりなくて骨形成不良な本疾患では，脊椎のまばらな形成が特徴となり，超音波でも同定しうる（図14）．また同じ骨系統疾患において，タナトフォリック骨異形成症ではH字型椎体が特徴となるためその所見の確定は診断に役に立つが，現状では超音波での同定は難しく，胎児CTの方が優れている（図15）．近年，胎児CT被曝量の減量に関する研究[3]がなされているものの，より侵襲を少なくするためには，今後それらの胎児CT画像における骨所見と，超音波での所見の相関に関する研究が進むことに期待したい．

（高橋雄一郎）

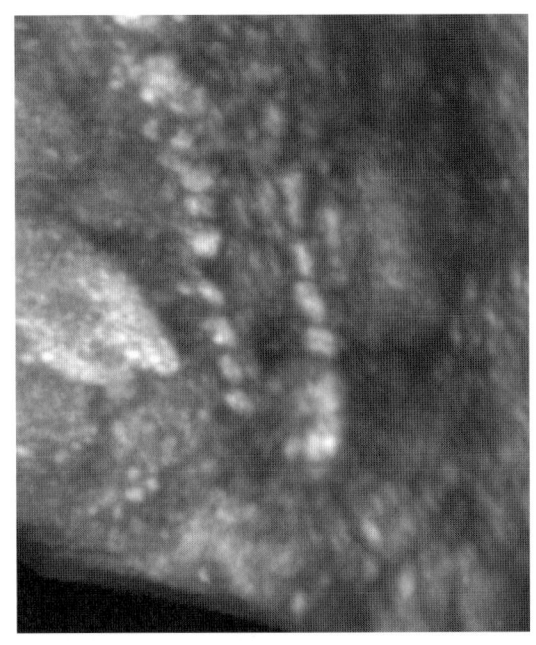

図9　3D超音波による脊髄髄膜瘤の観察
3D超音波を用いた髄膜瘤の部分の椎体の観察．横突起が左右に大きく開放しているのがわかる．

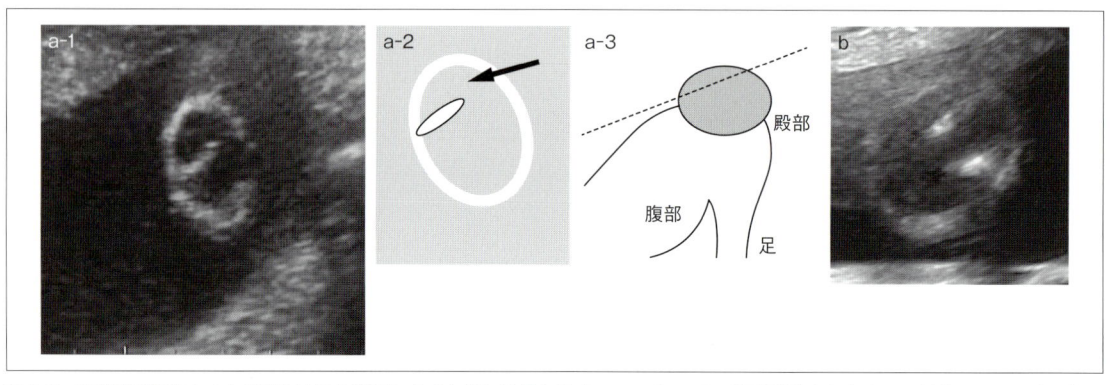

図10 脊髄髄膜瘤を上方から観察すると微細な皮膚欠損も発見しやすい．a-1, a-2：脊髄髄膜瘤を上方から観察すると，中に神経か硬膜と思われる組織が観察される（矢印）．a-3：胎児矢状断面．b：a-1 とよく似ているが，これは下腿の水平断面で，頸骨，腓骨が映っている．

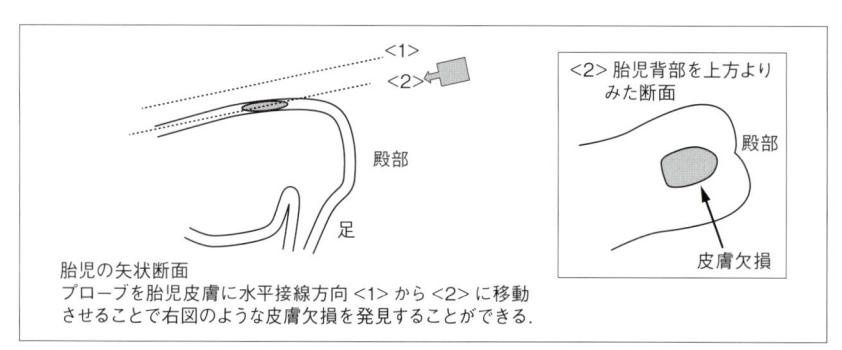

図11 皮膚欠損部がないか観察するためのプローブの動かし方のこつ

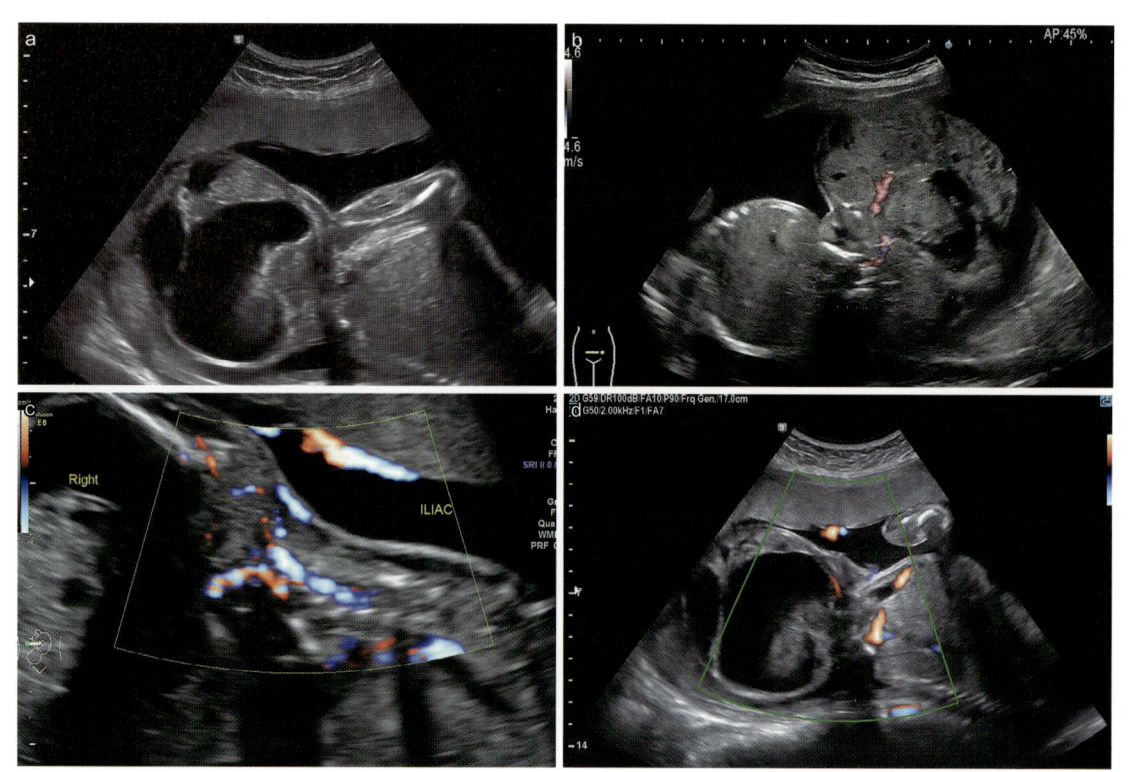

胎児の矢状断面
プローブを胎児皮膚に水平接線方向 <1> から <2> に移動させることで右図のような皮膚欠損を発見することができる．

<2> 胎児背部を上方よりみた断面
殿部
皮膚欠損

図12 妊娠24週の仙尾部奇形腫の超音波画像
この時点で腫瘍径は12cm．a：Bモード　b, c, d：カラー，パワードプラを用いた feeding artery の評価．腫瘍の骨盤内浸潤はわずかであり，Altman 分類では1型と考えられた．

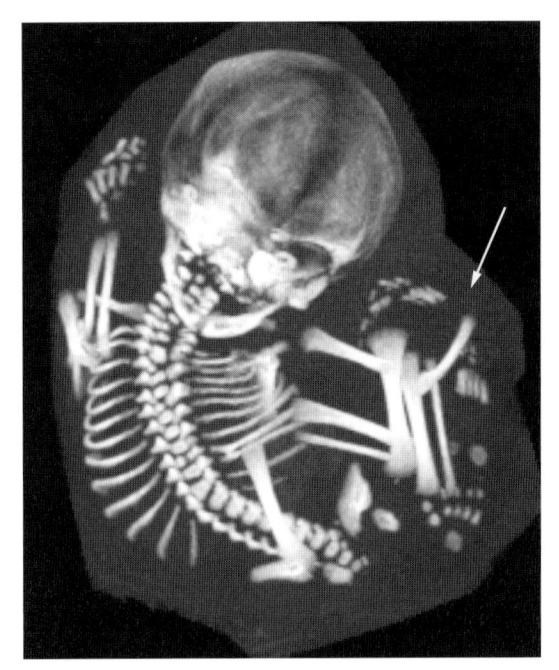

図13 妊娠28週の胎児CT
橈骨欠損（矢印），肋骨の本数異常，半椎体があり，心臓奇形も認めたため，Vacter症候群と診断した．

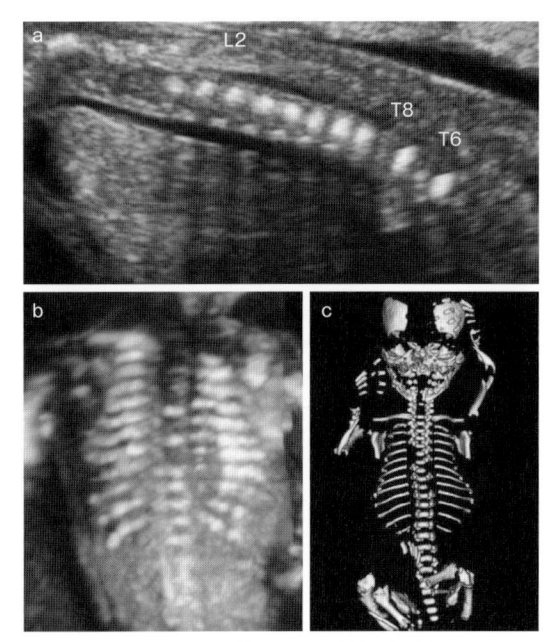

図14 低ホスファターゼ症における脊椎の低形成
妊娠33週．a：B-mode．b：3-D超音波．c：胎児CT画像．

図15 タナトフォリック骨異形成症
a：妊娠20週の超音波による脊椎の観察．b：同症例の胎児CT．c：生後新生児死亡となった35週相当の別の同疾患のautopsy image．b，cではH字型の椎体が確認できる．

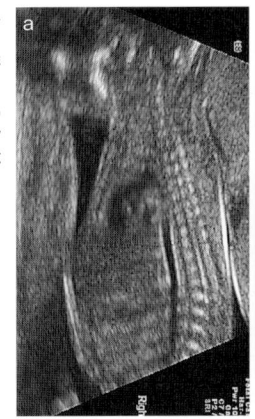

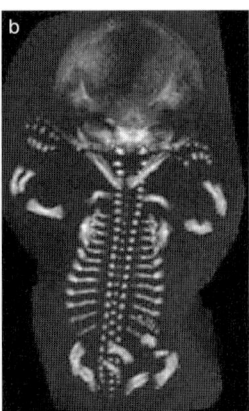

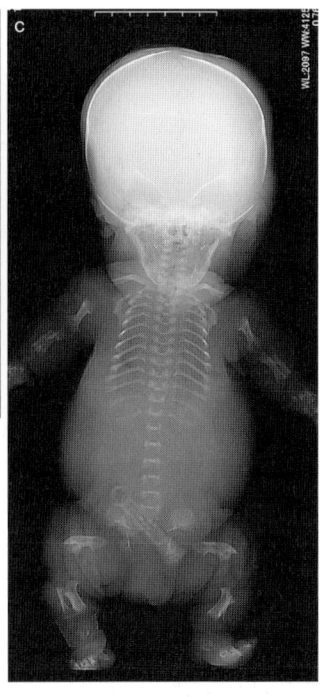

【文献】
1) International Society of Ultrasound in Obstetrics & Gynecology Education Committee：Sonographic examination of the fetal central nervous system：guidelines for performing the 'basic examination' and the 'fetal neurosonogram'. Ultrasound Obstet Gynecol 29：109-116, 2007
2) Van Mieghem T, et al：Minimally invasive therapy for fetal sacrococcygeal teratoma：case series and systematic review of the literature. Ultrasound Obstet Gynecol 43：611-619, 2014
3) Miyazaki O, et al：Nationwide radiation dose survey of computed tomography for fetal skeletal dysplasias. Pediatr Radiol 44：971-979, 2014

第3章　妊娠中期後期

G. 四肢

■ 概要

　胎児超音波における四肢の観察は，妊娠初期から中期にかけては，まずは手足がきちっと上下4本あるかどうか，の観察が重要である（レベル1：「超音波胎児形態異常スクリーニング」によるスクリーニングレベル[1]）．

　主に大腿骨長 femur length（FL）測定は推定体重の計算式に入っていることから，最も多くの計測がなされている．妊娠18週以降であればFLの正常値が日本超音波医学会（JSUM）[2]でも設定されており，各超音波機器に標準装備されたデータによりその長さの評価がSD表示で可能となっている（レベル2）．各施設においては，その超音波機器に入っている正常値のデータが日本のものか，いつ作られたものかメーカーに確認するとよい．機器によってはFL以外の計測値の元データが海外で作成されたものが装備されていることが多い．

　何らかの疾患が疑わしい場合にはさらに，前腕，上腕，下腿などの長管骨の長さの測定（合計12本）をしたり，手の指，足部の観察を加えて各疾患に特徴的な所見がないか，より詳しいスクリーニングを行っていく（レベル3）．四肢の疾患では骨系統疾患（いわゆる四肢短縮症）といわれる骨の異常が認められることがある．生後の管理方針決定のために，400以上あるといわれる疾患の鑑別に胎児CTが有効である場合がある．骨は評価できないが，軟部組織の場合には胎児MRIが有用な場合もある．しかし，これらの検査を安易に行うのではなく，まずは超音波検査を行い，その診断の幅を狭めてから，撮像の必要性を十分議論しておきたい．総じて四肢の観察においては「そもそも，手足があるかないか」，「長さは正常範囲かどうか」，「骨折や弯曲，変位がないか」が観察の目的となるといってよい．

1 十分な長さの四肢を確認

a. 2本の腕と2本の足が確認できない場合

1）四肢の欠損

　妊娠初期もしくは中期（14週以降）では，あえて全体像を眺めてみる必要がある．それは「十分な四肢の存在」というのは，あえてみようとしないと容易に正常と確認できないからである．四肢の単独欠損という症例の頻度は多くはないが，その他のスクリーニングがすべて正常と判断されても，片足が完全に欠損していてご家族とトラブルになった，という事例を散見する．生命予後は悪くはないが，外見上，そして機能的な点でもご家族の受ける衝撃は大きい．出生前の診断で管理方

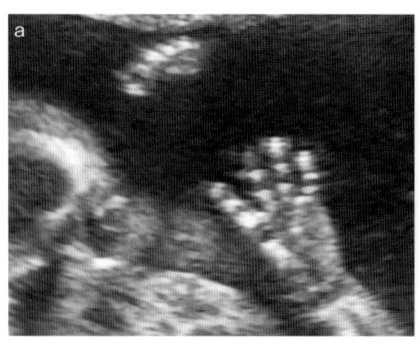

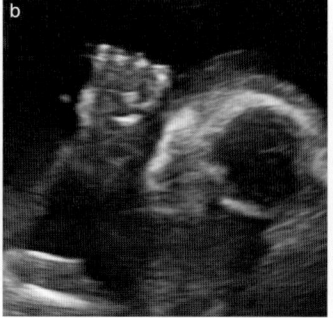

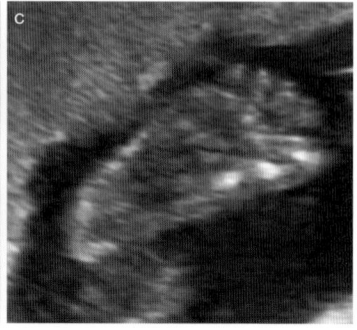

図1　正常の手指，足のB-mode超音波画像
a，b：正常の手の超音波画像．B-modeの2D超音波では通常は4本の指が描出しやすい．母指は手掌に隠れていたり，折り曲げているために2Dの同一平面で描出される機会が少ない．c：正常の足のB-modeの2D超音波．

図2 3D画像による正常の手指の描出
3D超音波では構築した画像を回転することで，容易に5本の指の存在を確認できる画像を描出することができる．

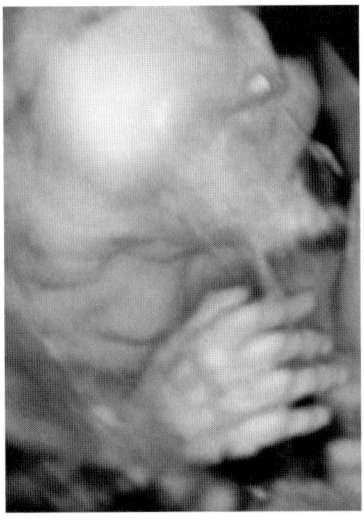

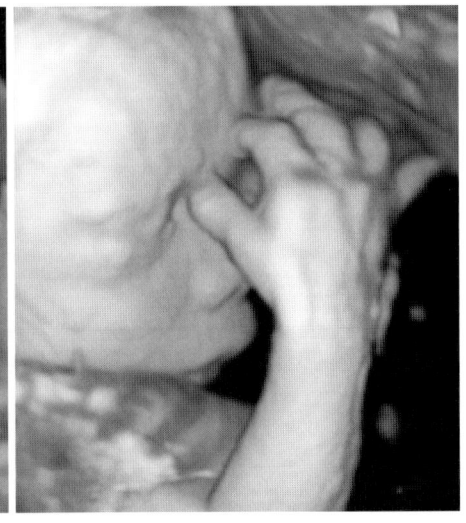

図3 全体像の描出
全体像の描出に努めることにより正常の四肢の欠損がないことが確認できる．a：左右大腿骨の同時描出による両側大腿骨の確認．b：時には3Dによる全体像の描出により，四肢の存在，バランスの確認が容易になる．

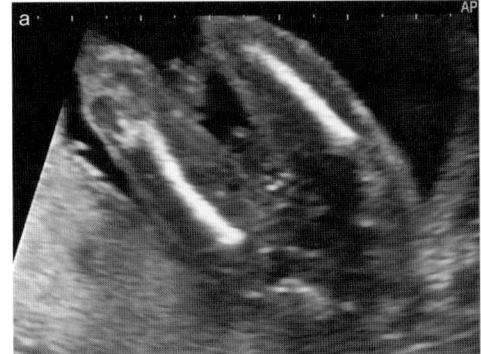

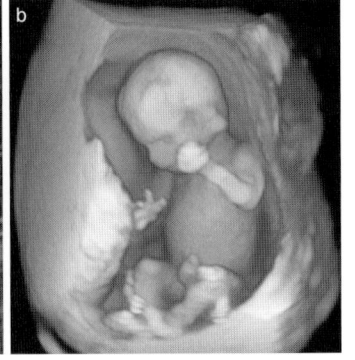

図4 正常の下肢の超音波B-mode画像
a：片側の下肢（大腿，下腿，足部）が確認される．b：全体像を把握することで，両大腿，下腿，足部が確認できる．

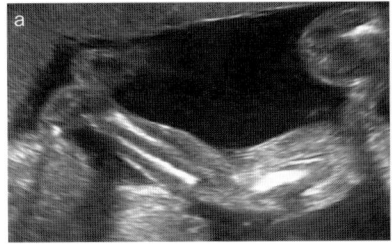

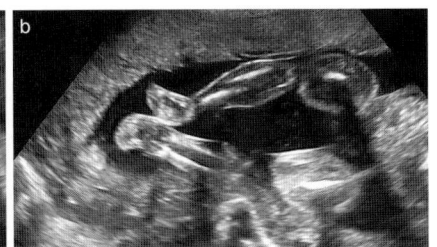

針が変わるわけではないが，事前に情報提供し，気持ちの準備をしていただく意義はあると考える．なぜ初期にその確認をしておくかというと，全体像が一画面で描出しやすいからである．スクリーナーは「全体を眺めて」四肢の有無，バランス，十分な長さをそれぞれ確かめる，という一項目を大切にしたい（図1～4）．

また，この初期という視点は重要で，FL測定，というスクリーニングの仕方が始まると，確認するタイミングを失うというピットフォールが存在する．すなわち我々はFLの測定を開始する時期では「1本のFLを発見して」計測すると安心してしまう傾向にある．初期の観察を別の術者が行っている場合，チェックリストなどへの記載がない場合には中期以降でも両足の大腿骨が存在しているか，最低1回は確認すべきであると考える．

図5に人魚体シークエンスの死産後のautopsy imageのCT画像を提示する．本症例は妊娠20週にて羊水過少，下肢形成異常にて紹介された．

G. 四肢

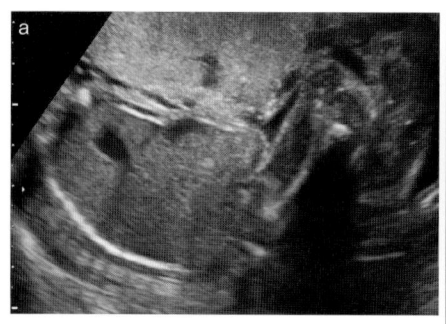

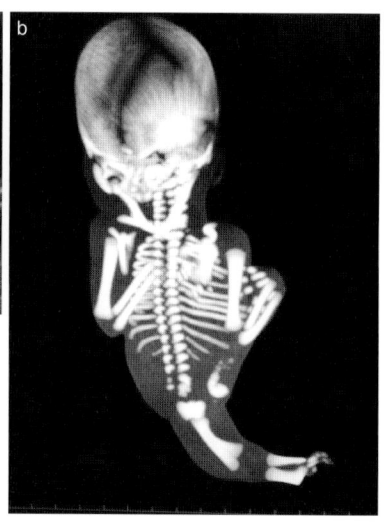

図5 2本の腕と2本の足が確認できない場合
四肢欠損症：人魚体シークエンスの一例．a：胎児超音波ではFLを確認できる．2本確認しようとしないと，片側欠損であることを見逃してしまう（診断のピットフォール）．b：死産後のautopsy image (CT)．人魚体シークエンスとして矛盾ない所見を呈している．

超音波では下肢，特に大腿骨が二本確認できず，当初腸骨が反対の大腿骨か，と判断された．その他腎無形成などの合併奇形があり，人魚体シークエンスの可能性が示唆された．2本の大腿骨を確認する意識がないと，診断を見誤る可能性がある．

b. 大腿骨が異常に短いようにみえた場合

FLの長さの定量的評価が妊娠18週頃から可能となると，異常に短い症例に遭遇する．その標準偏差で−4SD以下のFLを認めたら，まずは重症の骨系統疾患を疑う必要がある．なかにはSDがそれほど短くない骨系統疾患も存在し，重症度もさまざまな疾患群ではあるが，短縮が重度であれば，ほとんど骨系統疾患の可能性が高い．図6にタナトフォリック骨異形成症（かつての致死性骨異形成症）を提示する．妊娠35週でFLが約2.5cmしかなく，−11SDである．診断は総合的に行うが，骨の菲薄化はないのが特徴で，大後頭孔の狭窄により脳室拡大を呈することも多い．胸郭の低形成も特徴的（図7）で，生後の呼吸障害が強く，人工呼吸器なしでは生存は難しいとされている．短いFLはときおり弯曲している場合もあるが，骨幹端の左右への拡張（splayingなど）を呈することから，骨化部分をみているFLの超音波画像が曲がってみえることもある（図8）．本症例は自然経腟分娩の後に，早期新生児死亡となった．出生前の診断によりご家族と十分な生後の管理方針について相談した結果，人工呼吸器管理を希望されなかった．このように重篤な骨系統疾患の場合には，生後の管理方針を相談するため，出生前での正確な診断の意義は非常に大きい．

図9にFLの程度からみた大きな疾患群をまとめた．FLの−3〜−2SDあたりでは重症FGRの可能性もある．この場合には腹囲も小さい場合が多く，羊水過少や胎児血流の異常を呈したり，臍帯の圧迫などの循環障害を呈することが多い．また羊水が多めの場合には，18トリソミーなどの染色体異常の可能性についても考慮する必要がある．

以前より欧米では，大腿骨の短い所見とダウン症の関連が多く報告されてきた[4]．近年では2014年にデンマークの大規模コホートによりFLの短縮とダウン症に関する報告がされた[5]．17〜22週のスクリーニングで，FLの短い群を−1.6SDをcut-offとした場合，1.8%（271.8/147,766）が短い群であった．68例がダウン症であり，そのうちの11例（16.2%）でFLが短かったと報告された．本邦での大規模調査はないが[6]，人種間の大きな診断率などでの差はない，という報告が多い[7]．しかしFLが単独で軽度短い場合での診断精度はそれほど高くないことから，過剰な所見の説明には十分注意をしたい．またデンマークの研究では−1.6SD以下をcut-offとしている．この群には単なる家族的な特徴である群も含まれることが多い点にも注意がいる．

図6 タナトフォリック骨異形成症の典型的な胸郭低形成の超音波 B-mode 画像
a：プロファイル：前額が突出した所見．b：下肢が短いが筋などの軟部組織は存在するため，両側大腿と下腿が菱形を形作っているようにみえる．

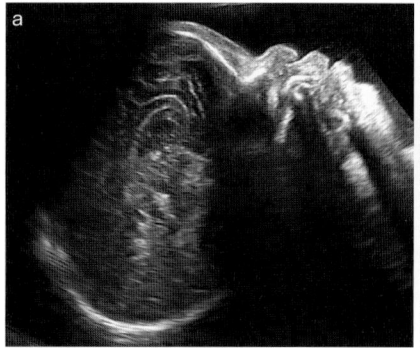

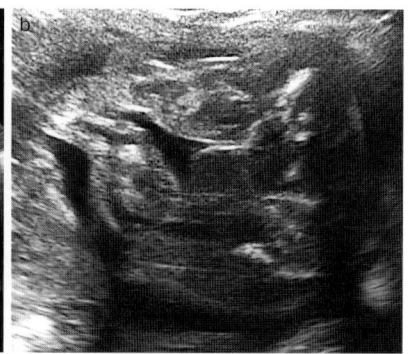

図7 タナトフォリック骨異形成症の典型的な胸郭低形成の超音波 B-mode 画像
a：矢状断面による胸郭の低形成．b：水平断面による胸郭の評価．CTAR47％で心臓は正常の大きさのため，胸郭の低形成が示唆される．

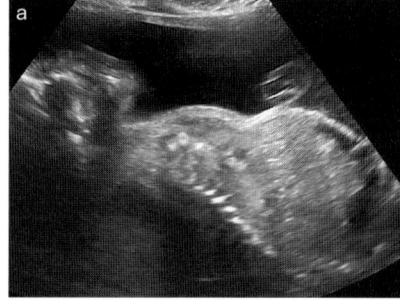

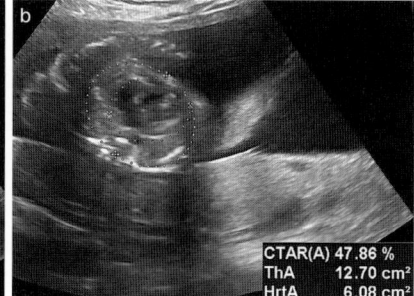

図8 骨系統疾患（タナトフォリック骨異形成症）の大腿骨の超音波画像
a：妊娠35週のタナトフォリック骨異形成症の一例．弯曲型ではなくストレートで短いタイプの大腿骨．ただ骨幹端が拡張するため，エコー画像の構築の仕方により弯曲してみえることもある．FL2.47cm（−11.9SD）．
b：FL というエコー画像は骨全体を表しているわけではなく，表面のかたい部分のエコーの反射により作られている画像と捉える必要がある．

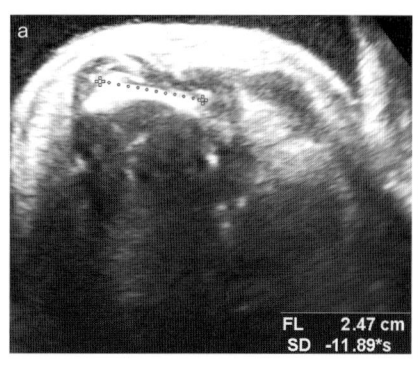

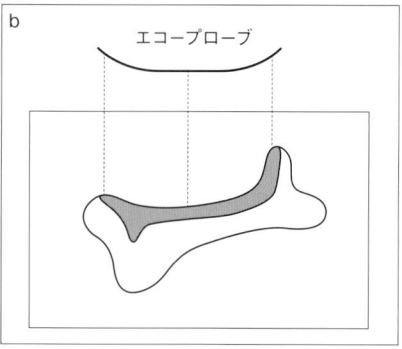

図9 大腿骨が異常に短いようにみえた場合

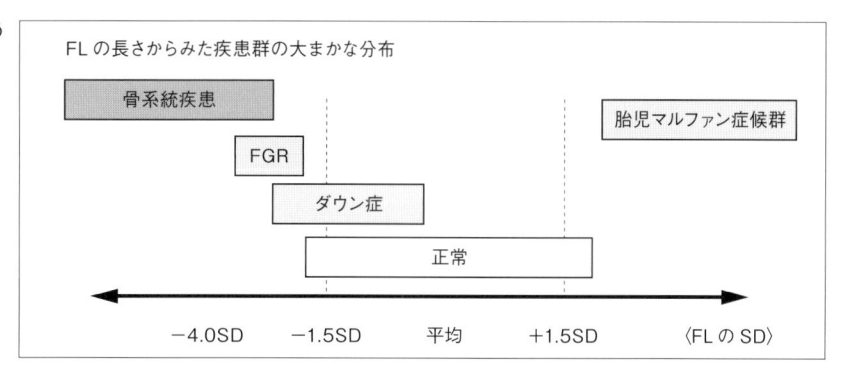

G. 四肢

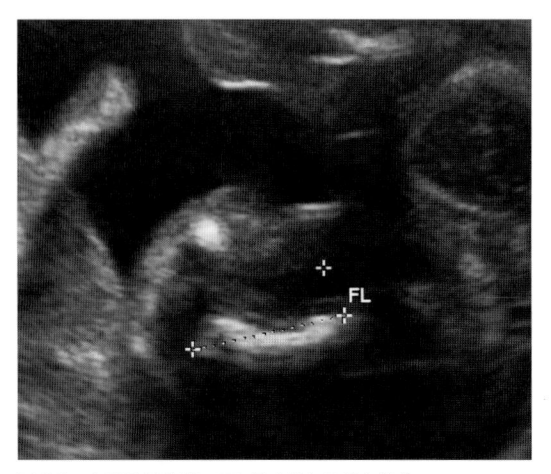

図10 大腿骨が曲がっているようにみえた場合
骨系統疾患の一つであるタナトフォリック骨異形成症. 妊娠22週5日にFLの短縮で当科紹介. FL1.97cm (−6.1SD). 重篤な骨系統疾患の一つであるタナトフォリック骨異形成症 (TD) 疑い. 骨折による化骨形成, 骨量の低下の所見は認めていない.

c. 大腿骨が異常に長く観察された場合―胎児マルファン症候群

FLや他の腸管骨が長い場合には, 腹囲が大きな heavy for dates (HFD)(妊娠糖尿病など) が除外された場合, 胎児の高身長が示唆される. 頻度も稀で, 明確な診断基準もないが, 母体がやせ形で高身長の場合には, 念のためマルファン症候群を念頭に置いておく必要がある. 母体であれば, 大動脈解離などを起こし予後不良となりうる. また, 胎児マルファン症候群は高身長に加えて僧帽弁閉鎖不全症 mitral regurgitation (MR), 三尖弁閉鎖不全症 tricuspid regurgitation (TR) などの心負荷が著明となり, 新生児死亡の可能性も高いと考えられている[8]. そのため, FLが長い場合には注意が必要である. すべてが否定されれば, 単なる家族性の高身長となり, 問題はない.

d. 大腿骨が曲がっているようにみえた場合

大腿骨の弯曲の所見が認められた場合には, 短縮の有無と併せて判断する必要がある. 図10に症例を提示する. 骨系統疾患ではタナトフォリック骨形成症で特徴的である. また, 骨形成不全症 osteogenesis imperfecta (OI) の症例では, 骨折のない時期には単なる弯曲にみえていた所見が, 後に胎児期の骨折であったことが明らかに診断された (図11). その他の所見と併せて, 本症例が骨折の確認によりOIの可能性が高いと診断された. 骨系統疾患では骨折像はOIの診断において診断のインパクトが高いと考えられる. 他に弯曲では屈曲肢異形成症 campomelic dysplasia が有名である. 肩甲骨, 恥骨の低形成を認め, 予

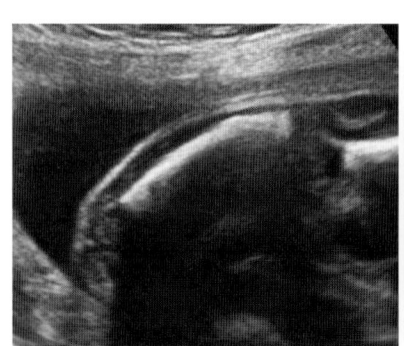

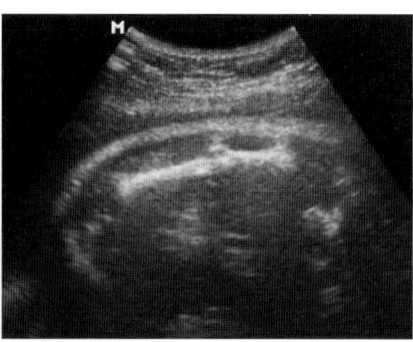

図11 大腿骨が曲がっているようにみえた場合
骨形成不全症 (OI). 妊娠24週. 3.4cm (−2.3SD). その後, 妊娠34週で骨折像が確認され, 骨形成不全症 (OI) の診断に至った.

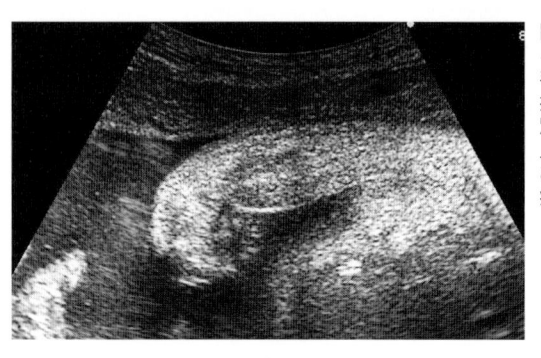

図12 手首が異常に曲がっているようにみえた場合
手首の拘縮像. 妊娠32週の手首拘縮例. 当初18トリソミーも鑑別に挙がったが, 他の特徴的な所見がなく, 染色体検査は正常であった. 最終的にペナショッカー症候群の診断に至った.

図13 5本の指の並びが不自然にみえた場合
over lapping finger. 左は18トリソミーに特徴的な典型的な所見. 右は指の配列がいびつであるが, やはり18トリソミーの一例. 児もよく手指を動かすので, 数秒の観察では特徴が捉えきれないことも多い.

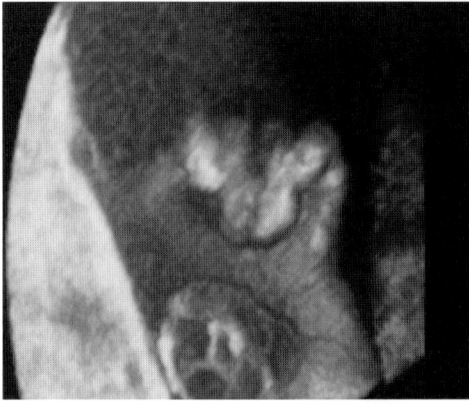

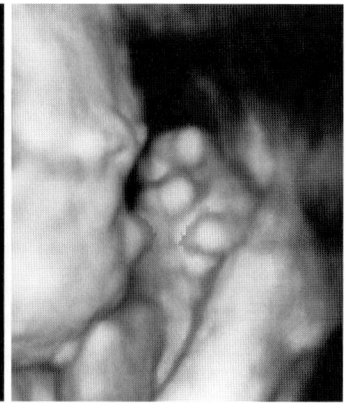

図14 18トリソミー症例におけるrocker bottom foot (舟底足)

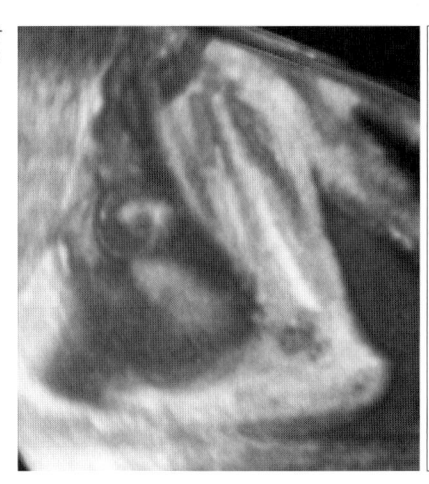

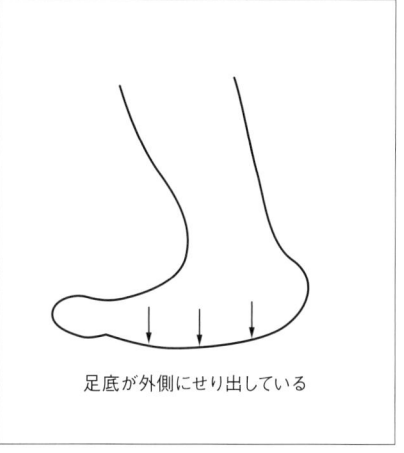

足底が外側にせり出している

後不良な骨系統疾患の一つである.
　胎児の骨折は骨系統疾患以外では稀であるが, Ehlers-Danlos症候群による頭蓋多発骨折, 早産児 (マグネシウム製剤の多用), 外傷性骨折などの報告がある.

e. 手首が異常に曲がっているようにみえた場合

　いわゆる手首の拘縮で一番高頻度に認められるのは18トリソミーである. 18トリソミーの場合は, ストロベリー様頭蓋, 小脳低形成, 心構造異常などの多発異常の中の一つの所見として認められることがある. また, 頻度は18トリソミーほど多くはないが, 胎児期の拘縮の疾患群の中でペナショッカー症候群がある (図12). 胎児期からの廃用性萎縮ともいわれている先天性多発性関節拘縮症の一つで, 他にも鑑別疾患が多く報告されている. 手首の拘縮のみならず, 他の関節の拘縮は頸椎などにも及ぶことがある. 羊水過多なども多く合併しやすい.

f. 5本の指の並びが不自然にみえた場合

　指の位置異常で診断のインパクトの強いものはoverlapping fingerといわれる所見で, 日本語では折り重なり指, 重積指ともいわれる. 染色体異常である18トリソミーでは比較的高頻度に認められる所見で, 疾患の診断に役に立つ (図13). ただ, 胎児期には比較的手指を動かすので, 短時間での観察では所見が得られない場合もある. ちなみに18トリソミーでは足の舟底足rocker bottom footも特徴であり, いわゆる土踏まずが外側にせり出している (図14).
　また三尖手 trident hand は, かつては軟骨無形成症 achondroplasia に多い所見とされてきたが, 近年の胎児診断の進歩によりタナトフォリック骨異形成症胎児でも認められることがわかってきた. 両者はFGFR3遺伝子の変異が報告されており, 表現型が似ていることは理にかなっている. しかし, この所見もよく動く胎児の場合には捉えにくい. また, この所見は無数にある骨系統

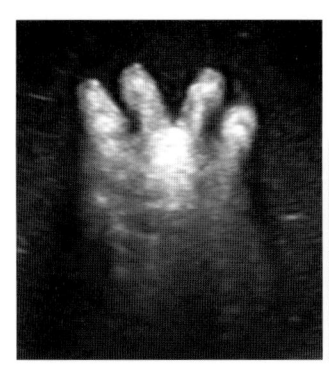

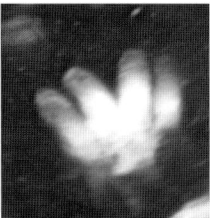

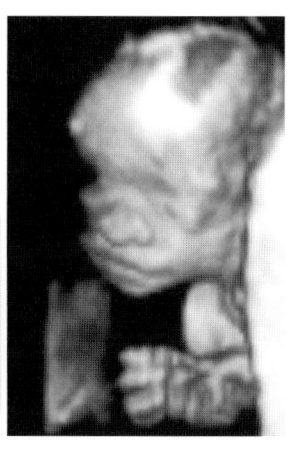

図15 5本の指の並びが不自然にみえた場合
三尖手 trident hand. 軟骨無形成症 achondroplasia で認められるとの報告が多いが，近年タナトフォリック骨異形成症でも認められることが確認され始めている．両疾患は生存率の程度が違うものの，遺伝子的には *FGRR3* 遺伝子変異を特徴とすることから表現型に共通の特徴があるのかもしれない．

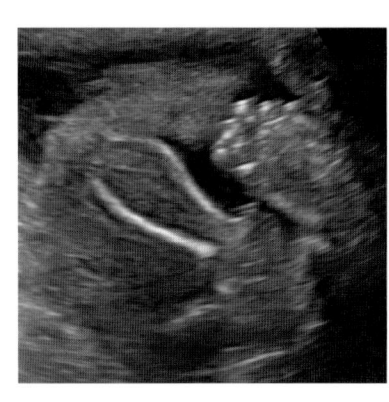

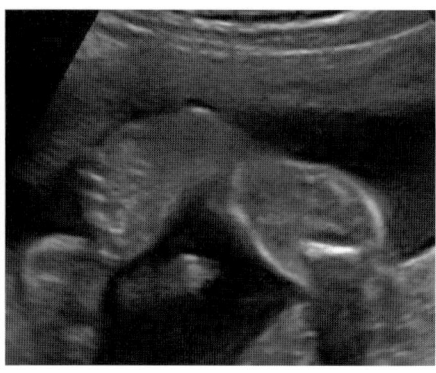

図16 内反足のようにみえた場合
左右両方とも，同一症例の同じ部位のエコー所見．

疾患の診断確定には非常にインパクトのある所見であると考えられ，同定されれば，ほぼこの二疾患の可能性を考えてよい（図15）．

g. 内反足のようにみえた場合

内反足は英語では club foot と呼ばれている．単独では予後は良好で，生直後から矯正を行ったり，後に手術を行うことで通常の歩行や走行が可能となる．また，その他の基礎疾患があり，他に合併奇形を伴う場合には，治療に難渋する場合もあるとされている．図16には稀な疾患である osteopathia striata with cranial sclerosis の内反足の画像を提示する．本疾患は伴性優性遺伝形式をとり，女児に比較して男児は著明な頭蓋骨硬化に加え多彩な表現型を示す一部予後不良な疾患である．腓骨欠損があるため両側内反足を呈し，口蓋裂，巨頭，扁平な頭頂部などの特徴を呈する．

（髙橋雄一郎）

【文献】
1) 馬場一憲，市塚清健編：超音波胎児形態異常スクリーニング，文光堂，東京，2015
2) 日本産科婦人科学会．日本産婦人科医会編：産婦人科診療ガイドライン 産科編，2014
3) 超音波胎児計測の標準化と日本人の基準値の公示について．超音波医学 30：J415-438，2003
4) Benacerraf BR, et al：Sonographic identification of second-trimester fetuses with Down's syndrome. N Engl J Med 317：1371-1376, 1987
5) Mathiesen JM, et al：Outcome of fetuses with short femur length detected at second-trimester anomaly scan：a national survey. Ultrasound Obstet Gynecol 44：160-165, 2014
6) 別所健史，他：胎児ダウン症診断における妊娠中期超音波スクリーニングの診断的価値．日産婦誌 47：115-120, 1995
7) Borgida AF, et al：Down syndrome screening using race-specific femur length. Am J Obstet Gynecol 189：977-979, 2003
8) Lababidi Z, et al：Early cardiac manifestations of Marfan's syndrome in the newborn. Am Heart J 102：943-945, 1981

第3章 妊娠中期後期

H. 外性器

　外性器の観察は，通常性別の判定のために行われる．International Society of Ultrasound in Obstetrics and Gynecology (ISUOG) のガイドライン[1]にも妊婦が性別を知りたい場合には外性器の観察を行うと記載されているだけである．外性器について観察項目の記載はない．実際，妊娠中期以降では，性別の判定は容易である（図1）．しかしながら尿道下裂をはじめ外性器の異常は稀ではなく，中には出生後にも性別判定に難渋するambiguous genitalia（あいまいな外性器）を呈する症例もあることに留意する必要がある．

　外性器の観察は男児・女児ともに横断面が基本断面であり，必要に応じ矢状断を加える．外性器は発生が遅い臓器であり，妊娠週数により，みえ方が変わる．

図1　外性器の3D像
a：男児．b：女児．

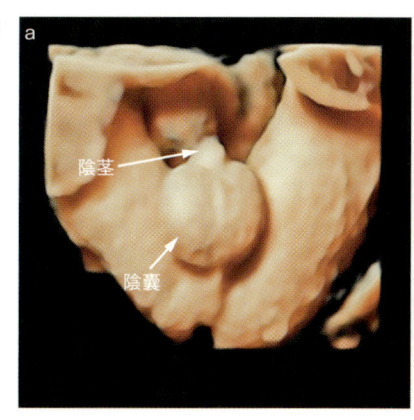

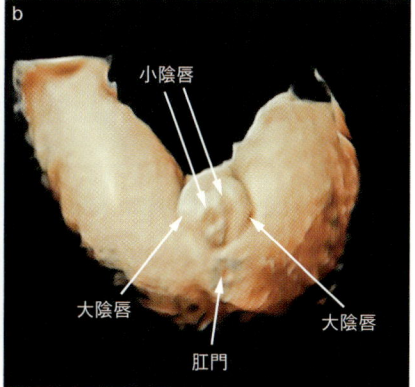

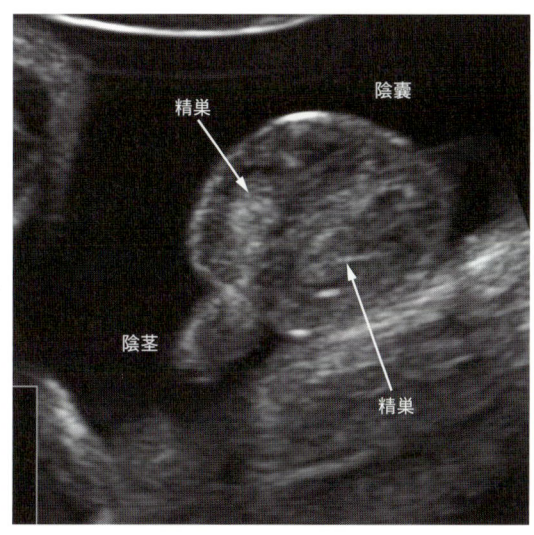

図2　男児の外性器横断面（妊娠30週）
陰茎および陰囊が描出されている．陰囊内に高輝度の精巣が確認できる．

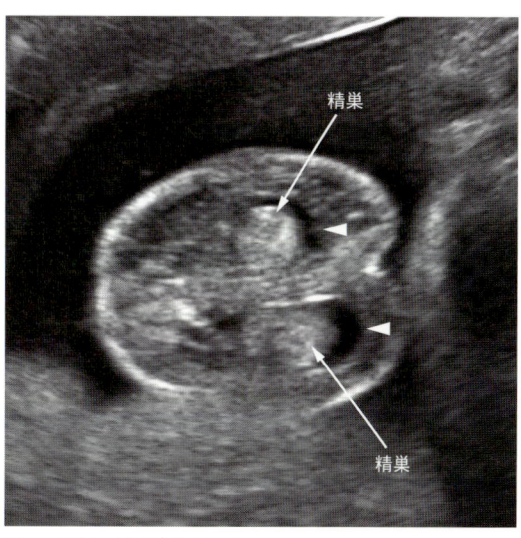

図3　男児の外性器横断面（妊娠30週）
精巣の周囲に少量の液体貯留を認める（矢頭）．生理的なものである．

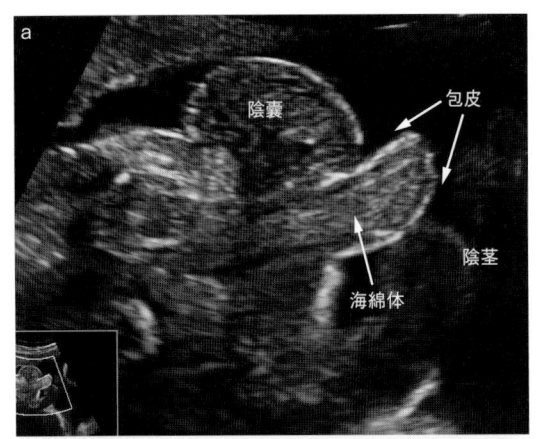

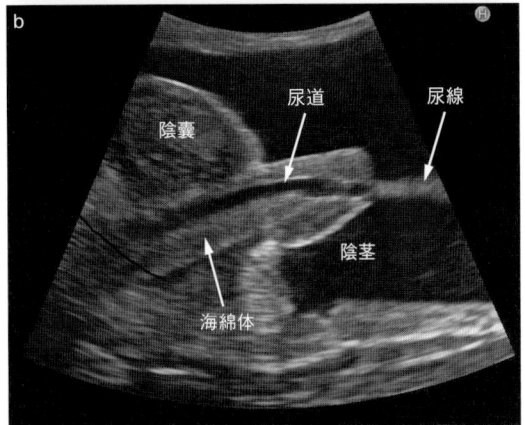

図4 男児の外性器矢状断（妊娠36週）
a：陰茎は頭側を向く．陰茎の内部にやや高輝度の海綿体がみえる．陰茎の表面に包皮があり，陰茎の先端まで覆う．
b：排尿時．尿道が開大している．尿線は陰茎の先端から出て，頭側に向かう．

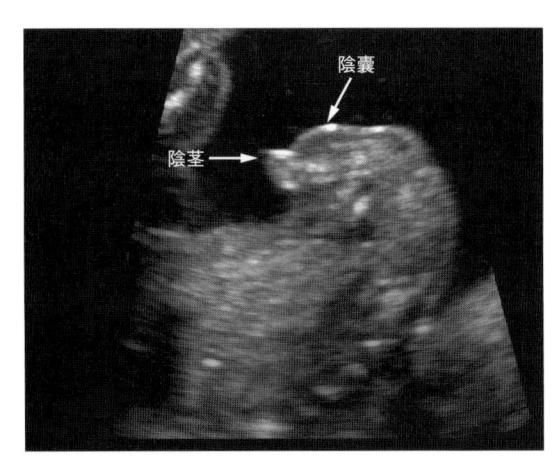

図5 男児の外性器矢状断（妊娠20週）
精巣はまだ陰囊内にないため，陰囊は小さい．

1 男児の正常像

外性器は陰茎および陰囊からなる．精巣は25週頃より陰囊内に下降するため，この頃から陰囊内に高輝度の精巣が確認できるようになる（図2）．32週以降ではほぼ全例で両側に確認できる[2]．妊娠後期ではしばしば陰囊に少量の液体貯留を認めるが，生理的なものである（図3）．陰茎は頭側に向き先細りである．内部にやや高輝度の海綿体が確認できることも多く（図4），包皮がわかることもある（図4a）．図5は妊娠20週の外性器である．この時期では精巣は陰囊内に下降しておらず，陰囊は小さい．

2 女児の正常像

妊娠中期以降では横断面で大陰唇および小陰唇が確認できるようになる（図6a）．後期になるとより明瞭となる（図6b）．

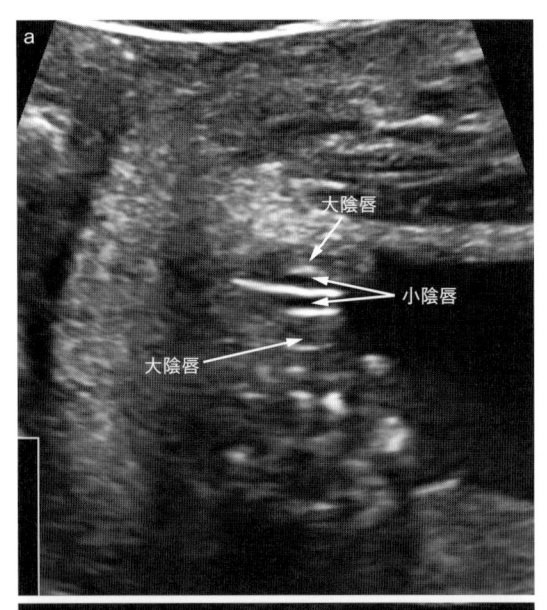

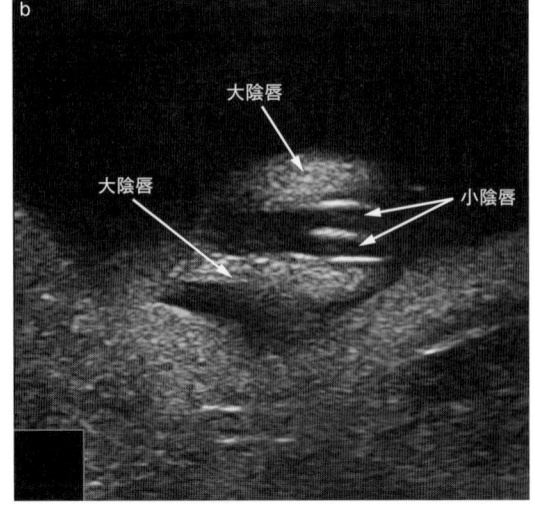

図6 女児の外性器横断面
a：妊娠27週．b：妊娠31週．

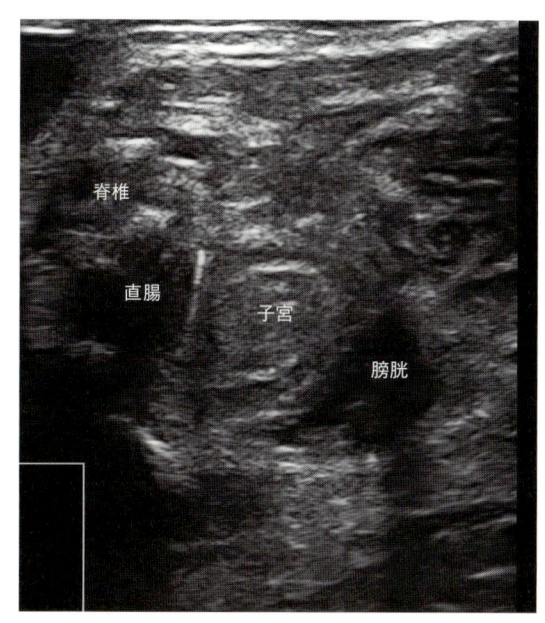

図7 女児の骨盤横断面（妊娠29週）
膀胱と直腸の間に子宮を認める．

外性器ではないが，妊娠中期以降では膀胱と直腸の間に子宮を確認できることも多い（図7）．

3 尿道下裂

最も多い外性器異常で，男児の約300人に1人に認められる．外尿道口が陰茎の先端ではなく，腹側（下側）に開口している．約10％には停留精巣を伴う．高度な場合では性別の判断に苦慮することがある．超音波の見え方は重症度により大きく異なるが，陰茎は正常に比し尾側を向く（図8，9）．尾側を向いた陰茎が左右の陰嚢に挟まれるようにみえることもある（図8，9b）．尿線は陰茎の先端ではなく，下面から出て尾側に向かう（図9a）．

4 精査を考慮する所見

外性器の所見だけで精査にまわすべきかどうかは賛否が分かれるが，精査が考慮される所見としては
・尿道下裂・ambiguous genitalia を疑う所見
　男児のようであるが，
　　・陰茎が尾側に向く，小さい，先が太い
　　・妊娠34週以降で，両側ともに精巣を認めない
　女児のようであるが，
　　・大・小陰唇や陰核が大きく，目立つ

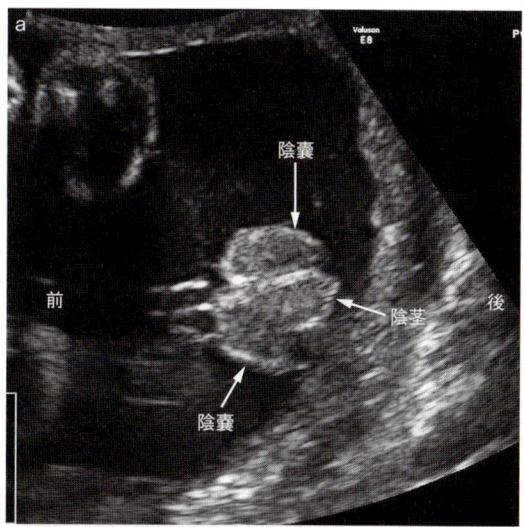

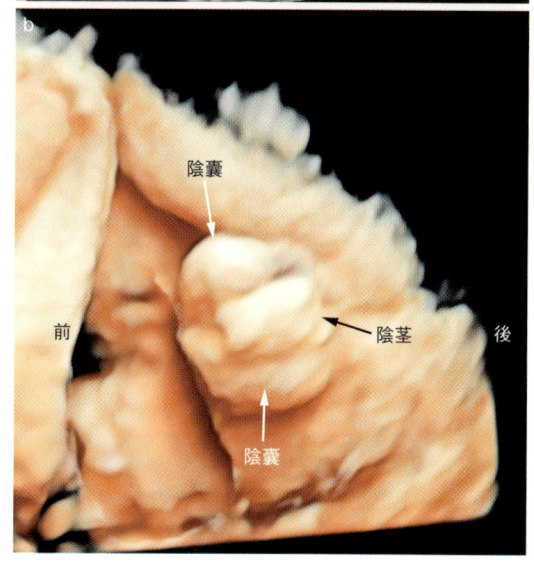

図8 尿道下裂 横断像（妊娠30週）
陰嚢の間に陰茎があるようにみえる．陰茎は尾側（背側）向きである．2次元横断面（a）だけで性別の判定は難しい．実際，本症例は前医で女児との説明を受けていた．

上記のような場合，陰嚢と大陰唇の鑑別，陰茎と小陰唇・陰核の鑑別が難しい
・陰嚢内の液体貯留が，内部エコーを伴うとき
　胎便性腹膜炎などの可能性があるとされる
などがある．

5 性別がわかりにくい場合

外性器が非典型的な場合は，性別の判定は慎重に行う．精巣や子宮の有無が参考になる．判定が難しい場合は性別の判定は保留し，出生後に判定する．

（加地　剛）

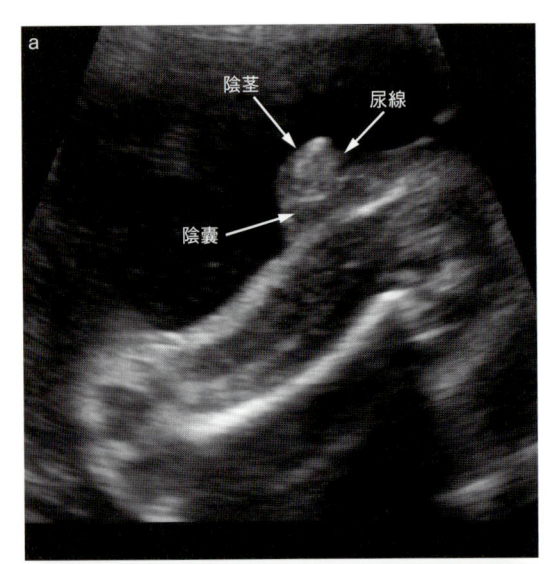

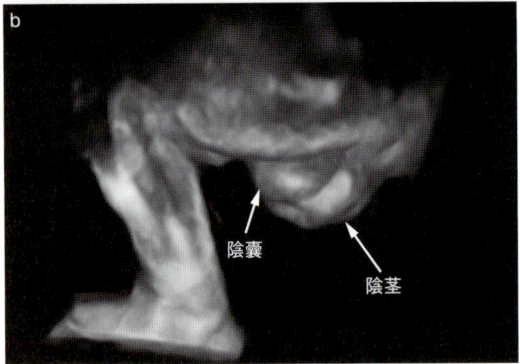

図9 尿道下裂 矢状断像（図8と同一症例）
a：妊娠25週．陰嚢は小さく，陰茎は背側を向く．写真では
わかりにくいが，陰茎の下面から尿線が出ている．b：妊娠
30週．陰嚢の間に陰茎があり，陰茎は尾側向きである．

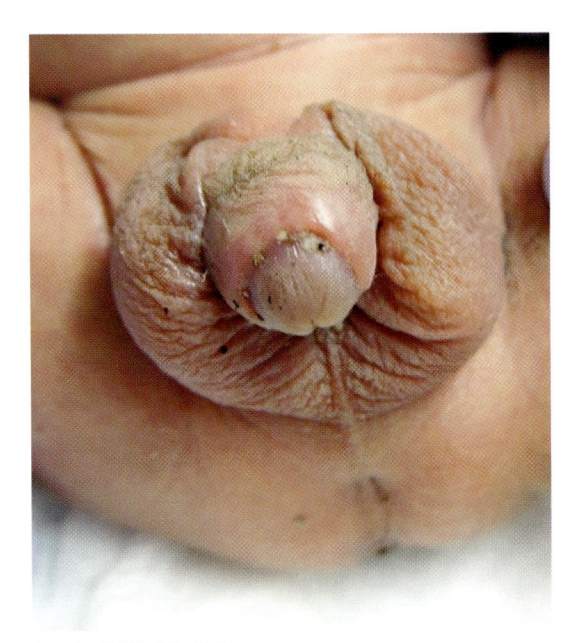

図10 尿道下裂 新生児
図8，9の新生児像である．陰茎は尾側を向き，外尿道口は陰茎の先端にない．

【文献】

1) Salomon LJ, et al：Practice guidelines for performance of the routine mid-trimester fetal ultrasound scan. Ultrasound Obstet Gynecol 37：116-126, 2011
2) Achiron R, et al：Development of fetal male gender：prenatal sonographic measurement of the scrotum and evaluation of testicular descent. Ultrasound Obstet Gynecol 11：242-245, 1998

外性器形状による性別判定の留意点

　妊娠初期には，クリトリスが突出していて陰茎と同じようにみえる（図）ため，性別判定は妊娠中期以降に行ったほうがよい．妊娠中期以降でも，下記のような理由で性別を間違って判断してしまうことがあるので注意が必要である．
・男児を女児と間違える：両足を閉じていて陰茎陰嚢が隠れている．
・女児を男子と間違える：股のところにある手の指や臍帯を陰茎や陰嚢と間違える．

（馬場一憲）

図 妊娠10週の胎児の股の部分の横断面と正中矢状断面
クリトリスが陰茎のようにみえる（矢印）．この児は出生後女児であることが確認されている．

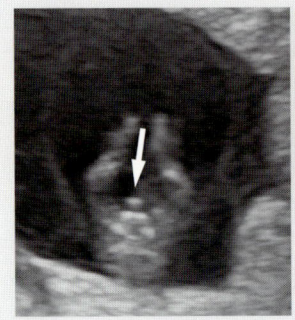

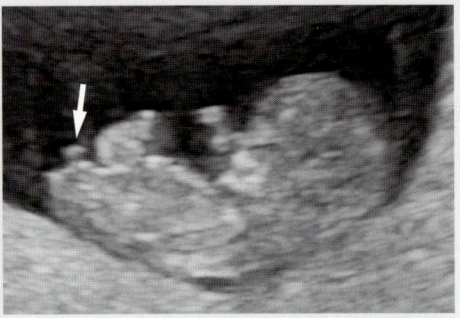

第3章 妊娠中期後期

I. 羊水―羊水量の評価―

1 羊水過多も過少も認めない

妊娠中は羊水の実際の量を計測することはできないが,超音波検査で半定量する方法には,① 羊水ポケット,② 最大羊水深度,③ amniotic fluid index (AFI) がある.

1) 羊水ポケット法 (図1)

子宮壁と胎児との間のエコーフリースペースが羊水腔になる.臍帯を含まないように円(立体的には球)が入るように描いた最大直径を計測する.正常値は2～8cmである.

2) 最大羊水深度法 (図2)

羊水腔を羊水ポケットと同じように計測する.最大羊水腔と思われる部位で深さ(=最大深度)を計測する.正常範囲は2～8cmで羊水ポケット法と同じである.

3) AFI法

最大羊水深度法と同じように羊水腔の深さを測定するが,測定する場所は子宮を4分割(図3a)し,プローブを妊婦の長軸に沿って当てて計測(図3b)する.4分割したそれぞれの部位での最大深度(cmの単位で表現)を合計した数字(=index)をAFIとする.正常値は5～25である.

4) 羊水過多と羊水過少

いずれの方法でも正常値を超えれば羊水過多,未満であれば羊水過少と判断する.

羊水量の計測で重要なのは
- 実際の容積を量っていない
- 妥当な計測値
- フォローアップ時の計測条件統一
- 定量検査でもあり,定性検査でもある

である.羊水の実際の量を二次元で評価しているので,相関はあるが誤差が入ってしまう.計測値は数字として評価されるので,AP(羊水ポケット)=19mmは羊水過少であり,AP=21mmは羊水正常である.その2mmの差が診断に影響するので計測方法のみならず,みた目との一致は重要である.どうみても羊水腔が少ない場合において,トラックボールの位置決めで20mmを超えてしまうのはしっかり評価しているとはいいがた

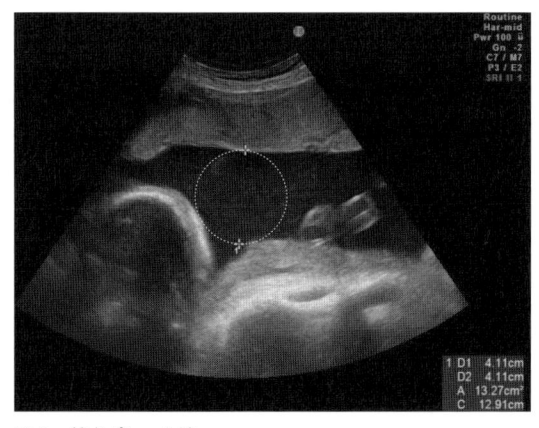

図1 羊水ポケット法
妊娠26週.羊水腔に入るような円を描き,その最大直径を羊水ポケットとする.正常値は妊娠週数にかかわらず2～8cmである.この例では4.1cm.

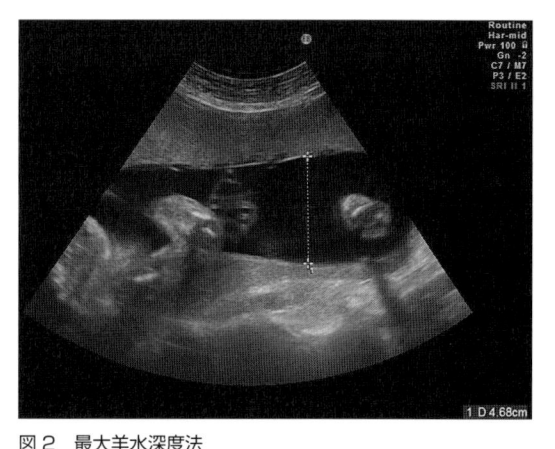

図2 最大羊水深度法
妊娠26週.羊水腔を計測する羊水ポケット法と基本的に同じだが,最大羊水腔と思われる部位で深さ(=最大深度)を計測する.妊娠週数にかかわらず正常範囲は2～8cm.双胎間輸血症候群(TTTS)の診断では最大羊水深度を用いる.この例では4.6cm.

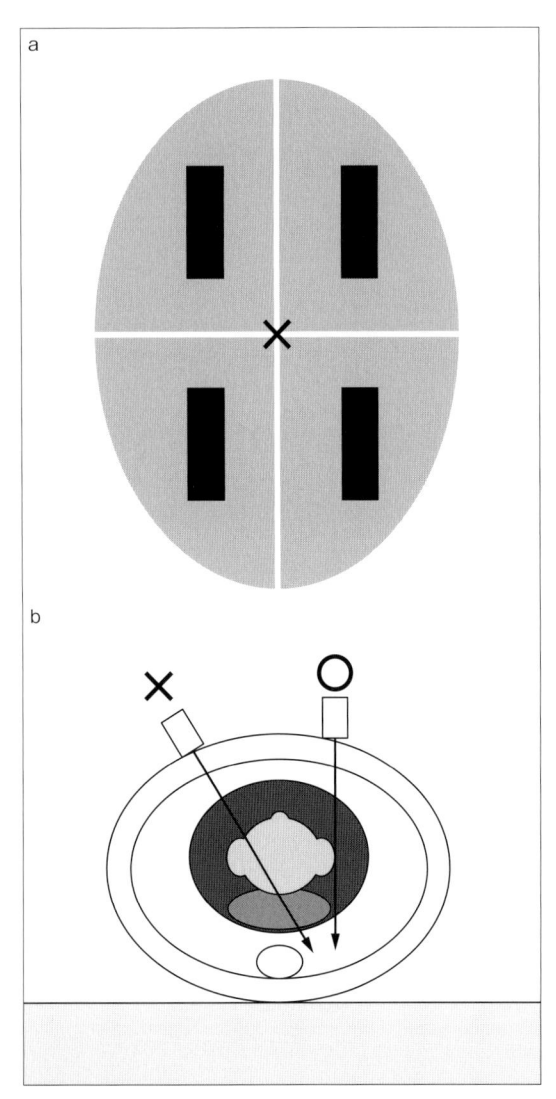

図3 AFI法
子宮を4分割 (a) し，プローブを妊婦の長軸に沿って当てて計測する．それぞれの最大深度 (cm) を合計した数字 (= index) をAFIとする．正常値は5〜25である．測定値はindexになるので数字に単位はない．プローブは腹壁に対して垂直に当てて計測する (b).

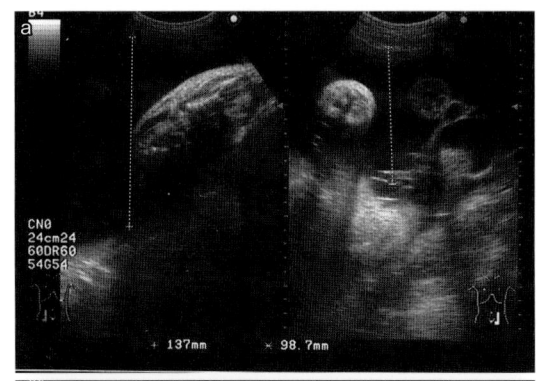

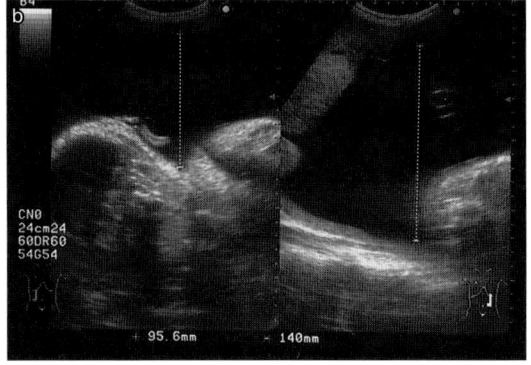

図4 明らかな羊水過多
AFI法にて羊水腔を測定している．4分割した子宮それぞれの最大深度の合計は47.1＞25であり，明らかな羊水過多を示している．また，羊水ポケット法でも最大羊水深度法でも8cmを超えているので，羊水過多である．

い．羊水過少疑いをフォローするときには，できれば同じような場所で計測すると経時的変化もしっかり評価できるであろう．図4は明らかな羊水過多を示している．AFI＝47.1＞25であり，羊水ポケットも最大深度も8cmを超えている．このような明らかな場合は診断に悩むこともない．

a. 羊水過多・過少があるようにみえた場合

計測方法が間違っていると，正常羊水量でも異常（過多・過少）と判断されてしまう．

図5aの計測値は8cmを超えているので，数字だけでは羊水過多となってしまう．

しかしながら，正しい羊水ポケット法による計測（図5b）は8cmに満たず羊水過多にはならない．正しい計測法（図5c）による評価が重要である．また，部位を間違えて計測すると羊水過少（図5c）になってしまう．臍帯を除いて計測しているのは正しい計測法だが，計測部位が間違っている．

母体腹壁が厚い場合，腹壁の多重反射によるアーチファクトが羊水中に映り込んで一見，羊水腔がないようにみえてしまうことがある（図6）．逆に羊水過少の症例で，子宮壁と胎児の間にはさまれた臍帯が羊水腔と間違われることがあり（図7），羊水腔を正確に判断することも重要である．

b. 羊水中に異常に浮遊物が多いようにみえた場合

時に羊水中に輝度の高い顆粒を認める場合があ

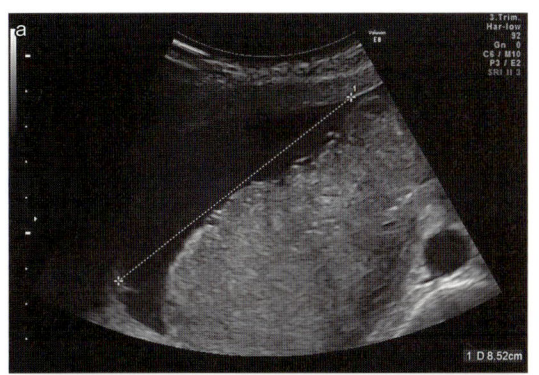

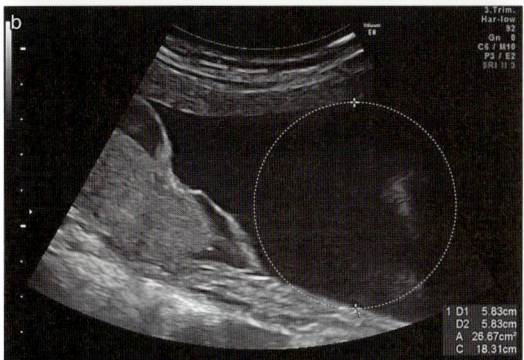

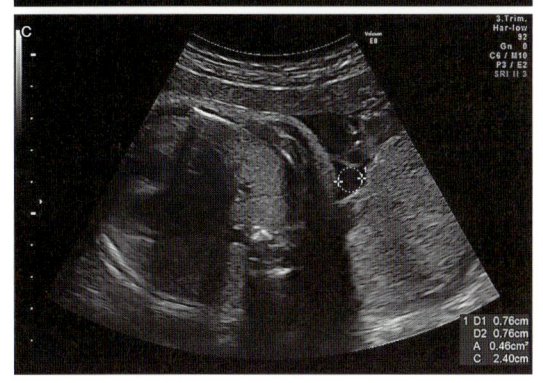

図5 間違った計測
すべて同一症例であるが，計測法を間違えると羊水量を正しく評価できない．aのように計測すると8cmを超えてしまうが，実際は羊水過多ではない．bは同症例の最大羊水深度法による計測である．計測値は8cm未満で正常羊水量である．また，間違った部位（c）で計測すると，羊水過少になってしまう．

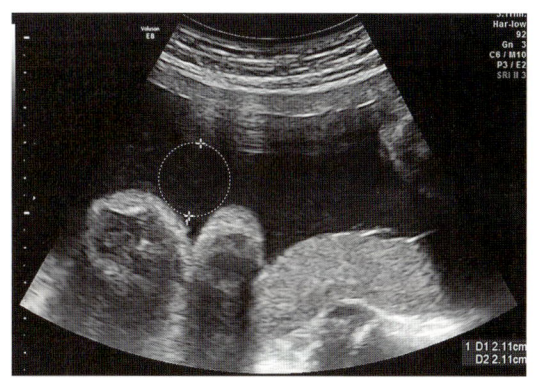

図6 羊水量
腹壁の多重反射により子宮内腔があたかも狭くなっていようにみえる．この計測では過小評価となってしまう．

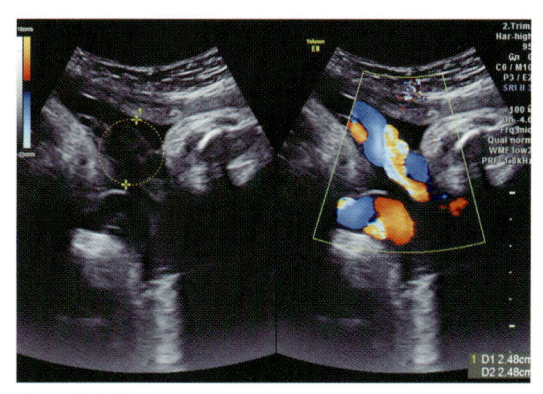

図7 羊水量
左側の羊水ポケット計測部位にはカラードプラをかけると臍帯があることがわかる．この部位では正確な計測はできない．

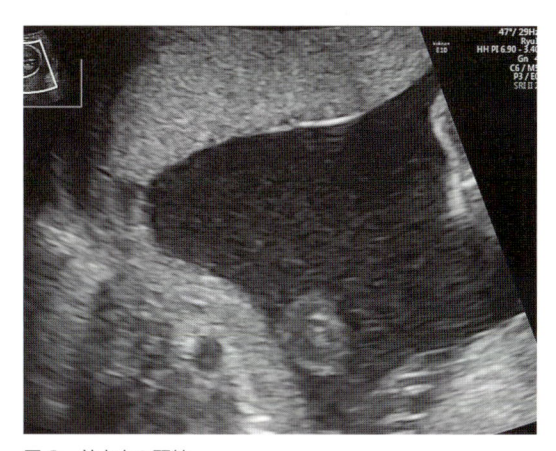

図8 羊水中の顆粒
羊水中に顆粒状の細かい物質がみえるが，異常ではない．胎脂などが羊水中に浮遊している像と思われる．

る（図8）．特に分娩に近い時期であると「羊水過多？」と思うことがあるが，そうとは限らない．胎児は胎脂をまとっていて，妊娠後期になるとその胎脂が羊水中のサーファクタントにより溶け出して羊水中に顆粒状に観察され，異常ではない．

（松岡　隆）

第4章
胎児計測

第4章 胎児計測

A. 妊娠週数の確認・修正のための妊娠初期の正しい胎児計測法

a. CRL, BPD が妊娠週数と合っていない場合

妊娠週数の決定方法は最終月経からの計算，基礎体温表や不妊治療での排卵日からの計算，超音波の胎児計測からのものがあるが，排卵日が不明の場合や月経不順がある場合は，胎児頭殿長 crown rump length（CRL）や児頭大横径 biparietal diameter（BPD）から分娩予定日，妊娠週数を決定する．

日本超音波医学会の「超音波胎児計測の標準化と日本人の基準値」（図1, 表1）[1]ではCRLが14～41mm時（50パーセンタイルで妊娠8週1日から11週2日まで）で妊娠週数を決定することを推奨しており，CRLの誤差は±4～7日であるため，「産婦人科 診療ガイドライン—産科編2014」では最終月経，排卵日からの妊娠週数と7日以上のずれがある場合はCRL値の妊娠週数を採用することとしている[2]．ただしCRLの描出が不正確で正しく計測されていないこともあるので，妊娠週数の決定は複数回の測定から総合的に判断する．画像の描出は高解像度の経腟プローブを用い，計測は児の矢状断面で（図2）行うことが望ましいが，子宮筋腫などの存在や胎児の位置などによっては経腹プローブを用いる．

CRLが41mmを超えた場合には，妊娠12週に相当するBPD20mm以降の計測値で妊娠週数を決定する（表2）．

b. 妊娠中期以降に軽度の胎児発育不全が疑われた場合

胎児が標準範囲内で発育している場合は，CRLやBPDで確認した妊娠週数での妊婦管理でよい．しかし，CRL，BPDで妊娠週数を確認したにもかかわらず，推定児体重が−1.5SDをわずかに下回った場合，胎児形態，羊水量，胎盤への臍帯付着部，臍帯動脈や中大脳動脈のRI（resistance index）などに異常がないことを確認したうえで，妊娠初期の超音波所見などを見直して妊娠週数を1週遅らせることで標準範囲内の発育と診断される場合がある．

たとえば，最終月経から妊娠10週0日とされる日にCRLが23mmだった場合，この大きさは妊娠9週2日の大きさに相当し（表1），ずれは5日のため，一般的には妊娠週数の修正は行われない．しかし，この日が9週0日だったとすると，

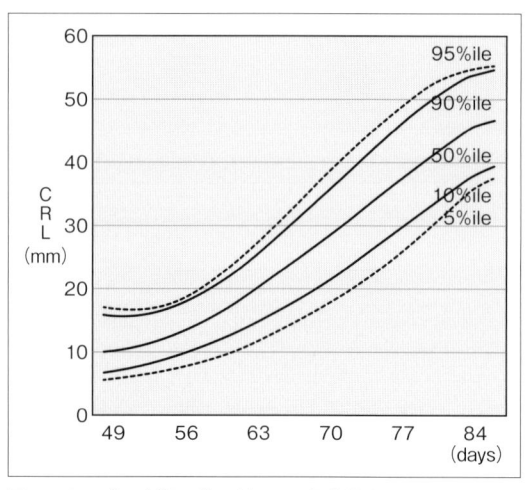

図1 CRL値の妊娠日数に対する回帰曲線（文献1より）

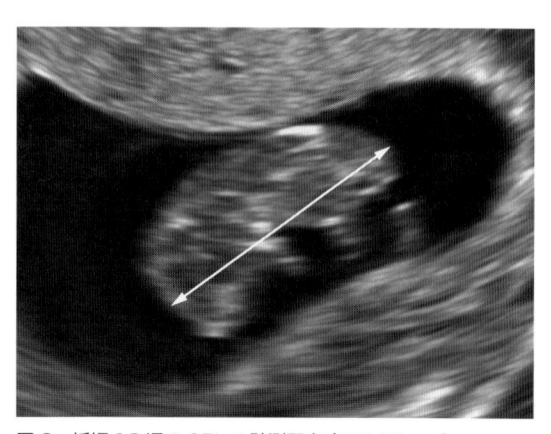

図2 妊娠10週のCRLの計測写真（CRL30mm）

表1 CRL値に対応する妊娠日数（文献1より）

CRL (mm)	gestational age		
	10%ile	50%ile	90%ile
13	7W+3	8W+0	9W+0
14	7W+4	8W+1	9W+1
15	7W+5	8W+2	9W+1
16	7W+6	8W+3	9W+2
17	8W+0	8W+4	9W+3
18	8W+1	8W+5	9W+4
19	8W+2	8W+6	9W+5
20	8W+3	9W+0	9W+6
21	8W+4	9W+1	10W+0
22	8W+4	9W+2	10W+1
23	8W+5	9W+2	10W+1
24	8W+6	9W+3	10W+2
25	9W+0	9W+4	10W+3
26	9W+1	9W+5	10W+4
27	9W+2	9W+6	10W+5
28	9W+2	10W+0	10W+5
29	9W+3	10W+0	10W+6
30	9W+4	10W+1	11W+0
31	9W+5	10W+2	11W+0
32	9W+6	10W+3	11W+1
33	9W+6	10W+3	11W+2
34	10W+0	10W+4	11W+2
35	10W+1	10W+5	11W+3
36	10W+1	10W+5	11W+3
37	10W+2	10W+6	11W+4
38	10W+3	11W+0	11W+5
39	10W+3	11W+0	11W+5
40	10W+4	11W+1	11W+6
41	10W+5	11W+2	11W+6
42	10W+5	11W+2	12W+0
43	10W+6	11W+3	12W+0

ずれは2日で，妊娠10週0日としたときよりもずれが小さい．そこで，次の事項を参考にして，CRLが23mmだった日を妊娠10週0日とするのと，妊娠9週0日とするのとどちらが合理的かを判断する．

① 基礎体温，性交日
② 妊娠判定キット（hCG検出感度25mIU/ml）が陰性だった日は，妊娠4週0日よりも前
③ 経腟超音波検査で，子宮内に胎嚢がみえなければ，妊娠4週中頃より前．
④ 経腟超音波検査で，胎児および胎児心拍動が確認できなければ，妊娠5週中頃より前．

(和田誠司)

【文献】
1) 日本超音波医学会：超音波胎児計測の標準化と日本人の基準値2003年．超音波医学 30：415-438, 2003
2) 日本産科婦人科学会，日本産婦人科医会：産婦人科 診療ガイドライン―産科編2014, 2014

表2 BPD値に対応する妊娠日数（文献1より）

BPD (mm)	gestational Age Mean	SD	BPD (mm)	gestational Age Mean	SD
13	10W+1	4	52	21W+6	1W+0
14	10W+3	4	53	22W+1	1W+1
15	10W+5	4	54	22W+3	1W+1
16	11W+0	4	55	22W+5	1W+1
17	11W+2	4	56	23W+1	1W+1
18	11W+4	4	57	23W+3	1W+1
19	11W+6	4	58	23W+5	1W+1
20	12W+1	4	59	24W+1	1W+1
21	12W+3	4	60	24W+3	1W+2
22	12W+6	4	61	24W+5	1W+2
23	13W+1	5	62	25W+1	1W+2
24	13W+3	5	63	25W+3	1W+2
25	13W+5	5	64	25W+5	1W+2
26	14W+0	5	65	26W+1	1W+2
27	14W+2	5	66	26W+3	1W+3
28	14W+4	5	67	26W+6	1W+3
29	14W+6	5	68	27W+2	1W+3
30	15W+1	5	69	27W+4	1W+3
31	15W+3	5	70	28W+0	1W+3
32	15W+5	5	71	28W+3	1W+3
33	16W+0	5	72	28W+5	1W+4
34	16W+2	5	73	29W+1	1W+4
35	16W+4	5	74	29W+4	1W+4
36	16W+6	6	75	30W+0	1W+4
37	17W+1	6	76	30W+3	1W+4
38	17W+4	6	77	30W+6	1W+5
39	17W+6	6	78	31W+2	1W+5
40	18W+1	6	79	31W+5	1W+5
41	18W+3	6	80	32W+1	1W+5
42	18W+5	6	81	32W+5	1W+5
43	19W+0	6	82	33W+1	1W+6
44	19W+2	6	83	33W+5	1W+6
45	19W+4	6	84	34W+2	1W+6
46	20W+0	1W+0	85	34W+6	1W+6
47	20W+2	1W+0	86	35W+3	2W+0
48	20W+4	1W+0	87	36W+0	2W+0
49	20W+6	1W+0	88	36W+5	2W+0
50	21W+1	1W+0	89	37W+4	2W+0
51	21W+3	1W+0	90	38W+3	2W+1

第4章　胎児計測

B. 推定児体重算出のための正しい胎児計測法（BPD, FL, AC）

a. 推定体重が標準域から外れた場合
1）推定体重の測定の仕方

胎児推定体重は BPD，腹囲 abdominal circumference（AC），大腿長 femur length（FL）の計測から算出される．BPD の計測は，透明中隔 septum pellucidum と四丘体槽 cisterna corpora quadrigermina が描出され，なるべく midline が画面と平行になる断面で計測する．計測は上方が頭蓋骨

図1　胎児各部の計測法
a：BPD の計測．頭部横断面の上方が頭蓋骨の外側，下方は内側で計測する．

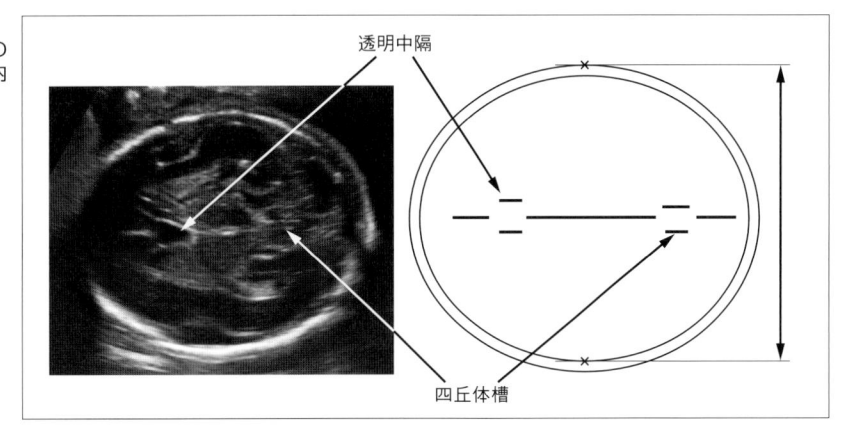

b：AC の計測．腹部横断面の外側周を計測する．

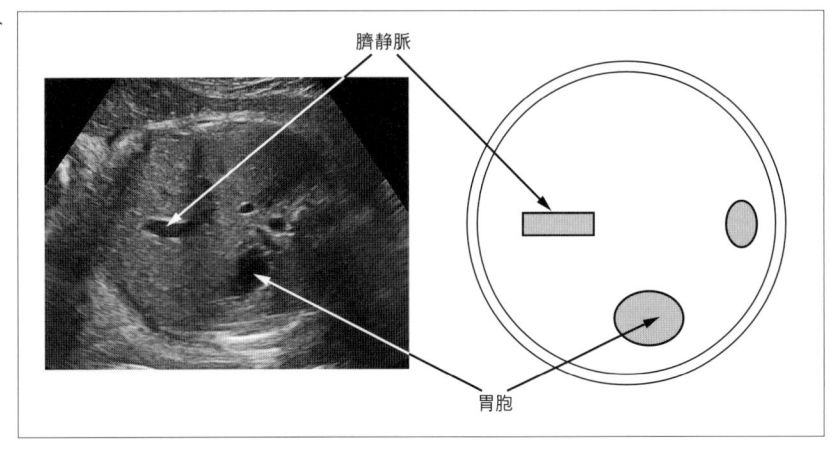

c：FL の計測．高エコーに描出される骨化された部分の直線距離を計測する．

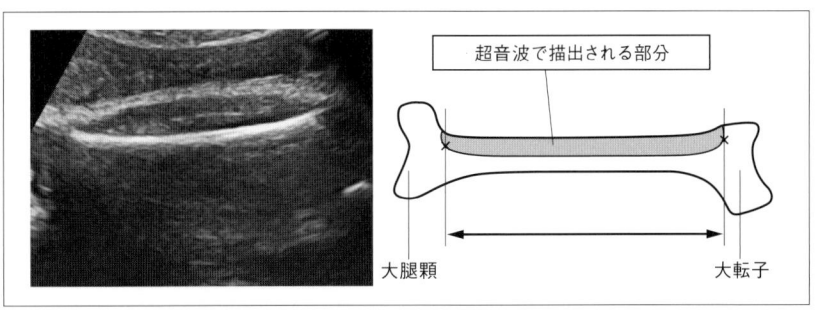

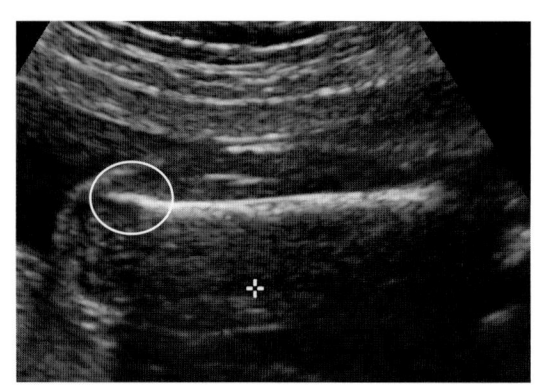

図2 大腿骨の大腿顆側は線状の高エコー部分（distal femur point）がみえることがある（丸の部位）．この部分は計測には含めない．

表1 胎児体重推定式（文献1より）

$$EFW = 1.07 BPD^3 + 3.00 \times 10^{-1} AC^2 \times FL$$

EFW：推定児体重（g），BPD：児頭大横径（cm），AC：腹囲…エスプリ計測（cm），FL：大腿骨長（cm）

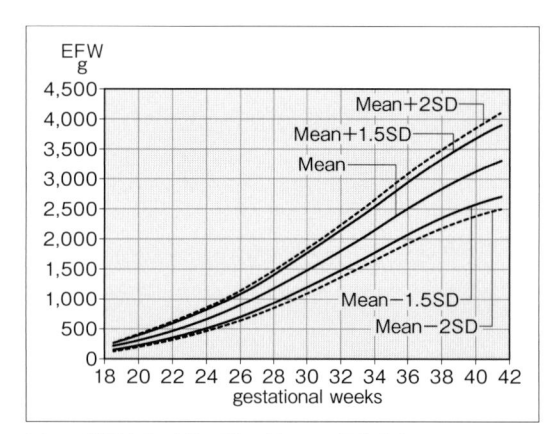

図3 胎児体重の妊娠週数に対する回帰曲線（文献1より）

の外側，下方は内側にカーソルを置く（図1a）．AC断面は腹部大動脈に直交し，臍静脈（前方1/3から1/4の位置），胃胞が描出される断面で計測する（図1b）．FLを計測するうえでは，大腿骨になるべく垂直に超音波を当てる，つまり画面と平行になるように描出する．超音波は骨の表面，しかも骨化された部分しか描出されないため，大腿骨の超音波像は大腿骨全体の長さではないことを理解する必要がある（図1c）．計測は描出された部分の両端の長さで行う．また，大腿顆側（膝側）で線状のエコー像がみられる場合があるが，これは distal femur point といって，遠位部骨端軟骨が鏡面反射を起こしてみられる像であるため，この部分は含めないで測定する（図2）．

「超音波胎児計測の標準化と日本人の基準値」での，表1の式で算出される（図3）．胎位や児の体型などにより10％程度の誤差は生じる．

2）推定体重が小さい場合

胎児発育不全 fetal growth restriction（FGR）は平均体重の10パーセンタイル未満，−1.5SD未満，−2.0SD未満などの基準が使用されているが，わが国では−1.5SD未満を使用されていることが多い．FGRの原因には母体因子，胎盤・臍帯因子，胎児因子が考えられる（表2）．まずは詳細な形態異常の精査や，必要によっては染色体検査などにより胎児因子の検索を行う．他の形態異常もしくは羊水過多を伴う場合は胎児因子である可能性が高く，児の対応のため高次施設での分娩が望ましい．母体および胎盤・臍帯因子と考えられるときは，パルスドプラによる胎児血流や胎児心拍モニタリングでの胎児のwell-beingを評価する．

3）推定体重が大きい場合

推定体重が大きい場合（+1.5SD以上）はheavy for date（HFD）とされ，原因は不正確な妊娠週数，耐糖能異常合併妊娠，特発性または家族性である．また，ごく一部の遺伝性疾患（Beckwith-Wiedemann症候群，Sotos症候群，Simpson-Golabi-Behmel症候群，Weaver症候群など）でも過剰発育がみられる．そのため正確な妊娠週数の確認，耐糖能異常の精査，家族歴の聴取，胎児形態異常のスクリーニングが重要である．HFDの場合には肩甲難産などのリスクが高まるため，分娩時の注意が必要である．

b．BPDだけが標準域から外れた場合

BPDが大きい場合の多くはHFDのときにみられる．その場合はHFDの原因検索を行う．ACやFLが標準以下でBPDのみが+3.0SD以上の場合は，水頭症や脳室拡大などの頭蓋内の精査を行う．他の所見がみられなければ，多くは家族性または特発性である．

BPDだけが−3SD以下の小さい場合は，小頭症が疑われる．小頭症はウイルス感染や一部の遺伝性疾患，胎児アルコール症候群，中枢神経系の先天異常などが原因となるため，それらの精査を要する．

表2 FGRの要因

- ・母体因子
  - 妊娠高血圧症候群
  - 合併症妊娠（高血圧症，腎疾患，抗リン脂質症候群，全身性エリテマトーデス，糖尿病，鎌状赤血球症などの遺伝性貧血，など）
  - 低栄養（摂食障害など）
  - 家族性（両親の体格が小さい）
- ・胎盤・臍帯因子
  - 胎盤機能不全
  - 臍帯付着部異常（卵膜付着，辺縁付着）
  - 多胎妊娠
- ・胎児因子
  - 染色体異常（18トリソミー，ターナー症候群など）
  - 先天奇形
  - 胎児ウイルス感染（風疹，サイトメガロウイルス，トキソプラズマなど）

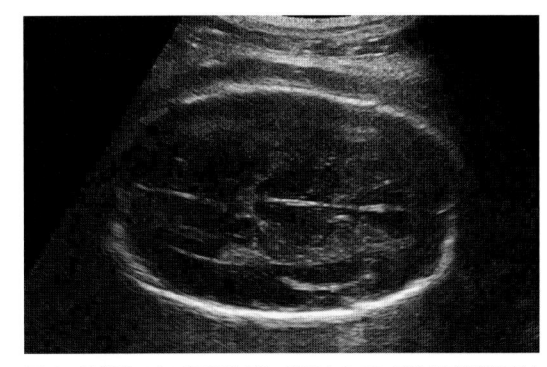

図4 骨盤位のため扁平な形に描出されている胎児頭部超音波写真

表3 妊娠週数に対する胎児頭囲長（文献3より改変）

妊娠週数	頭囲（cm）				
	3rd	10th	50th	90th	97th
14	8.8	9.1	9.7	10.3	10.6
15	10.0	10.4	11.0	11.6	12.0
16	11.3	11.7	12.4	13.1	13.5
17	12.6	13.0	13.8	14.6	15.0
18	13.7	14.2	15.1	16.0	16.5
19	14.9	15.5	16.4	17.4	17.9
20	16.1	16.7	17.7	18.7	19.3
21	17.2	17.8	18.9	20.0	20.6
22	18.3	18.9	20.1	21.3	21.9
23	19.4	20.1	21.3	22.5	23.2
24	20.4	21.1	22.4	23.7	24.3
25	21.4	22.2	23.5	24.9	25.6
26	22.4	23.2	24.6	26.0	26.8
27	23.3	24.1	25.6	27.1	27.9
28	24.2	25.1	26.6	28.1	29.0
29	25.0	25.9	27.5	29.1	30.0
30	25.8	26.8	28.4	30.0	31.0
31	26.7	27.6	29.3	31.0	31.9
32	27.4	28.4	30.1	31.8	32.8
33	28.0	29.0	30.8	32.6	33.6
34	28.7	29.7	31.5	33.3	34.3
35	29.3	30.4	32.2	34.1	35.1
36	29.9	29.9	32.8	34.7	35.8
37	30.3	31.4	33.3	35.2	36.3
38	30.8	31.9	33.8	35.8	36.8
39	31.1	32.2	34.2	36.2	37.7
40	31.5	32.6	34.6	36.6	37.7

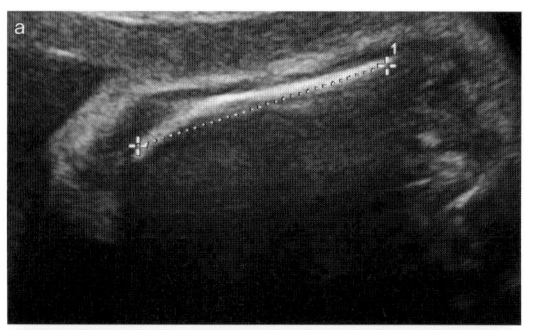

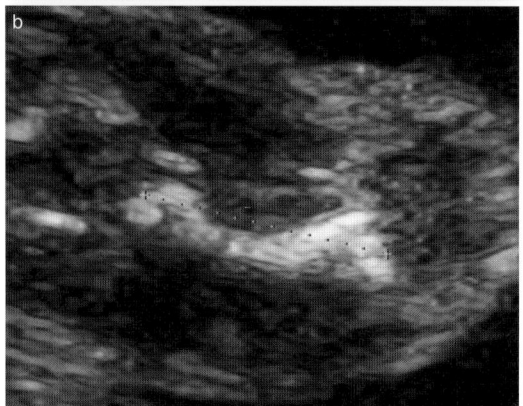

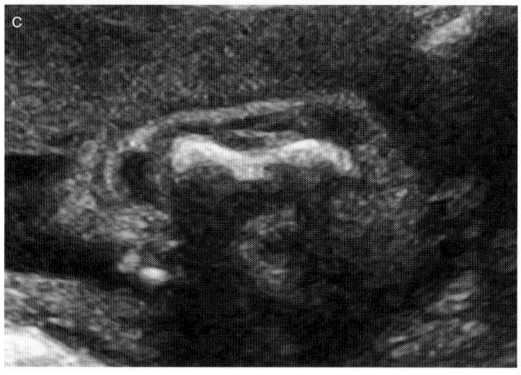

図5 骨系統疾患の大腿骨の超音波像
a：軟骨無形成症．大腿骨が画像上方（プローブ側）に軽度弯曲して描出される．b：タナトフォリック骨異形成症．受話器様変形している．c：骨形成不全症．骨折像がみられる．

また，骨盤位などの胎位異常で頭部が扁平にみられる場合がある（図4）．その場合は，頭囲長を測定し評価するが，胎児頭囲長は日本人の標準値がないためHadlockらの基準を用いる（表3）[3]．

c．ACだけが標準域から外れた場合

FGRにおいてがACだけが標準域より小さい，つまり頭腹囲比（HC/AC比）が大きい場合の多くはasymmetrical FGRである．symmetrical FGRは早期に受けた障害が原因とされ，染色体異常などの遺伝的要因が多いと考えられているが，asymmetrical FGRは妊娠高血圧症候群などの妊娠後の障害が多く，脳に優先的に酸素や栄養が供給されるbrain sparing effectにより体幹の発育に比し脳の発育は保たれていると考えられている．

d．FLだけが標準域から外れた場合

FLだけが小さい場合に考えられる疾患は，骨系統疾患である．骨系統疾患を疑う基準は－2SD以下との報告もあるが，実際には正常胎児が多く含まれすぎてしまうため，スクリーニング効率を考慮すると，－3～－4SDを基準とするのが現実的である．骨系統疾患で多いものは軟骨無形成症，タナトフォリック骨異形成症，骨形成不全症などである．これらの骨系統疾患を疑った場合には，計測した大腿骨の形態を観察することが重要である．軟骨無形成症では大腿骨の超音波像が画像の上方に屈曲する所見がみられる場合があり，タナトフォリック骨異形成症では大腿骨が弯曲（受話器様変形）すること，骨形成不全症では骨折像がみられるなどが特徴である（図5）．また，胸郭の低形成や頭蓋骨の変形をきたす場合もあるため，それらの所見が参考になることもある．しかし，超音波検査だけでは骨系統疾患の正確な診断は困難であるため，一部の施設では診断精度の高い胎児3D-CTが利用されている．そのため骨系統疾患を疑う場合は，専門施設への連携を検討する．

また，asymmetrical FGRの場合もFLが短く計測されることがあるが，その場合はACも小さくなっている．軽度のFL短縮はダウン症候群の一つの所見としてみられることもあるが，他にダウン症候群を疑う所見がない場合は，患者への説明は慎重に行うべきである．

(和田誠司)

【文献】

1) 日本超音波医学会：超音波胎児計測の標準化と日本人の基準値 2003年．超音波医学 30：415-438, 2003
2) 日本産科婦人科学会，日本産婦人科医会：産婦人科 診療ガイドライン―産科編2014, 2014
3) Hadloch FP, et al：Estimating fetal age：computer-assisted analysis of multiple fetal growth parameters. Radiology 152：497-501, 1984

欧文索引

[A]

abdominal circumference (AC) 89
ambiguous genitalia 77
amniotic fluid index (AFI) 81
Apert 症候群 38
asymmetrical FGR 91

[B]

biparietal diameter (BPD) 26, 86
Blake pouch cyst 35
body stalk anomaly 27

[C]

cardio-thorax area ratio (CTAR) 43
CCAM Stocker 分類 52
congenital cystic adenomatoid malformation (CCAM) 50
Crouzon 病 38
crown rump length (CRL) 26, 86

[D]

Dandy-Walker 奇形 35

[F]

fetal growth restriction (FGR) 90
four-chamber view (4CV) 40
Frank-ter Haar 症候群 38

[G]

giant cystic meconium peritonitis (GCMP) 58

[H]

hypertelorism 38
hypotelorism 38

[M]

microphthalmia 38
multicystic dysplastic kidney (MCDK) 59

[N]

Noonan 症候群 38
nuchal fold 30
nuchal translucency (NT) 25

[O]

osteogenesis imperfecta (OI) 74
outflow tract 40
overlapping finger 75

[P]

Pfeiffer 症候群 38
polycystic kidney disease (PKD) 59
pseudo ascites 62

[S]

symmetrical FGR 91

[T]

trident hand 75

[V]

VACTER 症候群 65

[数字]

18 トリソミー 75

和文索引

[あ行]

胃胞　56
右側相同　56
横隔膜ヘルニア　50

[か行]

外性器　77
眼窩間距離　37
胸腺　49
巨大囊胞性胎便性腹膜炎　58
骨形成不全症　74

[さ行]

最大羊水深度　81
左側相同　57
三尖手　75
三尖弁異形成　49
四肢の欠損　70
児頭大横径　86
十二指腸閉鎖　57
小眼球症　38
硝子体血管　39
小脳虫部の低形成　35
食道閉鎖　57
シルビウス裂　34
腎盂尿管移行部狭窄　59
心胸郭断面積比　43
心四腔断面像　40
心室中隔欠損　49
心室流出路　40
心嚢液　49
心房中隔欠損　48
水晶体　39
推定体重　89
頭蓋早期癒合　38
スクリーニング検査　2
正常心拍　24
性別判定　80
生理的臍帯ヘルニア　25
脊髄髄膜瘤　64
脊椎　64
全前脳胞症　38
先天性囊胞性腺腫様奇形　50
仙尾部奇形腫　65
側脳室三角部　33

[た行]

大横径　26
胎児胸水　49
胎児頭殿長　86
胎児発育不全　90
胎児マルファン症候群　74
胎児卵巣嚢腫　58
大動脈　51
大動脈弓　40
タナトフォリック骨異形成症　72
多嚢胞性異形成腎　59
多発性嚢胞腎　59
胆管拡張症　58
胆道閉鎖症　58
重複腸管　57
頭殿長　26
頭腹囲比　91
透明中隔腔　35
透明中隔嚢胞　35

[な行]

内反足　76
尿道下裂　79
人魚体シークエンス　71
嚢胞　24

[は行]

肺動脈　51
肺動脈―動脈管弓　40
肺分画症　50
腹囲　89
腹水　62
腹壁破裂　60
プローブの持ち方　11
ベルガ腔　35
膀胱尿管逆流現象　59

[ま行]

脈絡叢　34

[や行]

羊水ポケット　81

[ら行]

両眼隔離　38
両眼近接　38
レベル分類　3

            | 検印省略 |

正常がわかる 胎児超音波検査

定価（本体 3,600 円 + 税）

2016 年 4 月 9 日　第 1 版　第 1 刷発行
2019 年 9 月 8 日　　同　　第 3 刷発行

編　集　馬場 一憲, 市塚 清健
　　　　（ばば かずのり）（いちづか きよたけ）
発行者　浅井 麻紀
発行所　株式会社 文光堂
　　　　〒113-0033　東京都文京区本郷 7-2-7
　　　　TEL（03）3813-5478（営業）
　　　　　　（03）3813-5411（編集）

© 馬場一憲, 市塚清健, 2016　　　　　　　印刷・製本：真興社

ISBN978-4-8306-3747-6　　　　　　　　　Printed in Japan

- 本書の複製権，翻訳権・翻案権，上映権，譲渡権，公衆送信権（送信可能化権を含む），二次的著作物の利用に関する原著作者の権利は，株式会社文光堂が保有します．
- 本書を無断で複製する行為（コピー，スキャン，デジタルデータ化など）は，私的使用のための複製など著作権法上の限られた例外を除き禁じられています．大学，病院，企業などにおいて，業務上使用する目的で上記の行為を行うことは，使用範囲が内部に限られるものであっても私的使用には該当せず，違法です．また私的使用に該当する場合であっても，代行業者等の第三者に依頼して上記の行為を行うことは違法となります．
- JCOPY〈出版者著作権管理機構 委託出版物〉
本書を複製される場合は，そのつど事前に出版者著作権管理機構（電話 03-5244-5088，FAX 03-5244-5089，e-mail：info@jcopy.or.jp）の許諾を得てください．